CB028586

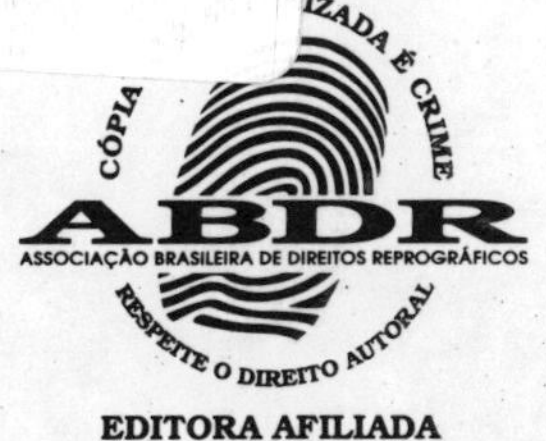
CÓPIA
ABDR
ASSOCIAÇÃO BRASILEIRA DE DIREITOS REPROGRÁFICOS
RESPEITE O DIREITO AUTORAL
EDITORA AFILIADA

Dados Internacionais de Catalogação na Publicação (CIP)
(Câmara Brasileira do Livro, SP, Brasil)

Navarro, Federico
Caracterologia pós-reichiana / Federico Navarro ; tradução Cibele dos Santos Coelho ; revisão técnica Giovanni Gangemi. — São Paulo : Summus, 1995.

Título original : Caratteriologia post-reichiana.
Bibliografia.
ISBN 85-323-0548-2

1. Caráter 2. Psicologia 2. Reich, Wilhelm, 1897-1957 I. Título.

95-4708 CDD-150.195

Índices para catálogo sistemático:

1. Caráter : Teoria psicanalítica reichiana 150.195

CARACTEROLOGIA PÓS-REICHIANA

Federico Navarro

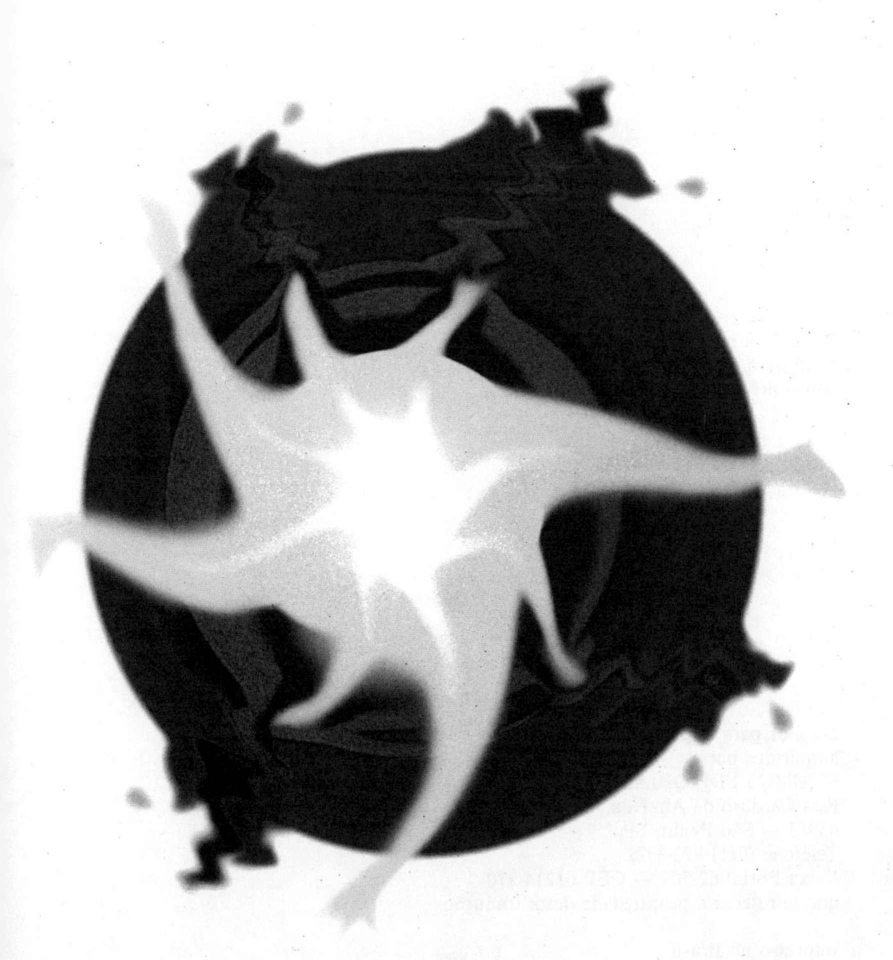

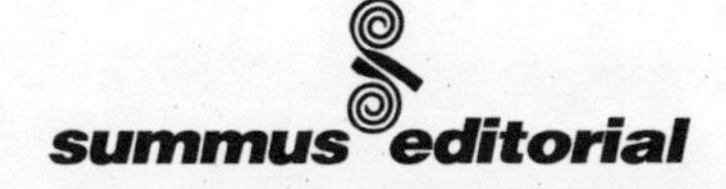

Traduzido da língua italiana:
Cibele dos Santos Coelho

Revisão técnica:
Yvonne Vieira
Giovanni Gangemi

Capa:
Carlo Zuffellato/ Paulo Humberto Almeida

Direitos para a língua portuguesa
adquiridos por
SUMMUS EDITORIAL LTDA.
Rua Cardoso de Almeida, 1287
05013 — São Paulo, SP
Telefone (011) 872-3322
Caixa Postal 62.505 — CEP 01214-970
que se reserva a propriedade desta tradução

Impresso no Brasil

A Cibele

Sumário

Introdução

Esta "caracterologia pós-reichiana" retoma e amplia o valioso discurso de W. Reich sobre a formação e a descrição do caráter.

Espero trazer uma contribuição esclarecedora, que nasceu da experiência clínica terapêutica pós-reichiana, particularmente a ligação entre níveis corporais e traços caracteriais e o significado do chamado caráter de cobertura, comum na maioria dos indivíduos da sociedade de hoje, sociedade esta, infelizmente, cada vez menos neurótica e mais pré-psicótica.

Isso confirma o que Reich dizia, que só a prevenção e a tomada de consciência entre os homens pode conduzir, através de uma revolução interior, à evolução humana.

O processo de hominização ainda não terminou, e ninguém pode dizer no que, uma vez terminado, pode desembocar, mas não há dúvida de que o elemento caracterial humano, em sua relação com o ambiente, será decisivo para uma conclusão dinâmica, negentrópica ou entrópica do destino humano.

Sobre isso, penso que seja importante um esclarecimento das definições de temperamento e de caráter: a temperamentalidade pode ser prevenida, mas não corrigida, enquanto o caráter pode ser modificado e pode ser o único instrumento apto a administrar (mais que ser administrado) ou controlar o temperamento.

A descrição da psicopatologia será limitada ao necessário, uma vez que, sobre o tema somatopsicopatologia, um outro livro meu está para ser editado, com uma extensa interpretação nosográfica dentro da ótica reichiana. Por outro lado, proponho aqui a existência, em alguns casos, de um duplo núcleo psicótico.

Penso ser oportuno descrever a caracterialidade vinculada aos bloqueios nos diferentes níveis do corpo e aos *actings* da vegetoterapia caractero-analítica.

Podemos falar de caráter somente quanto àquele que é maduro, ou seja, genital. Do contrário, trata-se de caracterialidade, isto é, o conjunto dos traços caracteriais que configuram a chamada normalidade do homem neurótico de hoje.

A caracterialidade está, portanto, ligada aos diferentes ''bloqueios'' dos níveis corporais, e os *actings* da vegetoterapia confirmam isso.

Finalmente, tentei descrever (levando em consideração a verbalização dos pacientes) os ''cortes energéticos'' do corpo característicos de cada patologia.

Temperamento e caráter

Hoje, infelizmente, os termos temperamento, caráter, constituição, comportamento e personalidade são muitas vezes empregados de formas diferentes ou sobrepostas. O conceito de temperamento, entretanto, deve estar ligado ao de constituição, isto é, às bases congênitas do indivíduo.

Trata-se das particularidades fisiológicas e morfológicas que diferenciam os indivíduos e, precisamente, como diz Mac Dougall, da soma de seus efeitos sobre a vida mental (e afetiva) do metabolismo, das trocas químicas que se efetuam no organismo.

Tudo isso — não esquecendo que durante a vida embrionária há uma predominância biológica endócrina e, durante a vida fetal, uma predominância neurovegetativa — confirma que cada indivíduo nasce com um temperamento particular.

O período neo-natal, que termina com o desmame, é um período temperamental, no qual o recém-nacido apresenta mais uma reatividade do que uma intencionalidade.

O desmame implica no começo do funcionamento intencional da neuromuscularidade, e é óbvio que o desmame precoce, ainda mais se malfeito, antecipa perigosa e forçadamente a atividade neuromuscular.

E é a funcionalidade neuromuscular que provoca a formação da caracterialidade e, depois, do caráter.

O "caráter" é, definitivamente, a maneira habitual de agir e reagir de um indivíduo por intermédio do seu comportamento; o comportamento é expresso sempre mediante uma atividade neuromuscular e encontra as suas motivações, no homem, na atividade do cérebro límbico e reptiliano, com um relativo condicionamento da parte do neocortex.

Personalidade é a soma dos efeitos do temperamento e da caracterialidade. O caráter genital, que é maduro, é capaz de administrar o temperamento. O temperamento tem necessidades, e a caracterialidade tem desejos. A constância é temperamental e a coerência é caracterial. O caráter genital tem um equilíbrio harmonioso entre essas duas instâncias.

Se a atividade neuromuscular for precoce ou induzida de maneira forçada em uma criança, ela não terá chance de viver os seus momentos biológicos e biográficos de separação-aproximação (Ferri) de uma maneira fisiologicamente adequada. Isso determina a persistência de elementos psicológicos insatisfeitos que estigmatizarão seu comportamento. Tais "resíduos" têm uma importância emotiva muito marcante e determinam uma imaturidade psicoafetiva. A caracterialidade se desenvolverá tanto biológica quanto biograficamente; será, no entanto, uma caracterialidade de cobertura (por cobrir resíduos, isto é, elementos psicológicos insatisfeitos).

Na formação do temperamento, o mais indicado é haver um equilíbrio harmonioso, decorrente de uma homeostase fisiológica e dos componentes endócrinos e neurovegetativos determinantes nos períodos embrionário e fetal. Portanto, uma concepção desejada e amorosa, uma gravidez a mais saudável possível em um clima sereno, com um teor de vida gratificante e uma alimentação equilibrada, propiciarão um desenvolvimento e funcionamento das células e dos órgãos possivelmente mais saudáveis.

Ao contrário, situações de estresse, em particular as frustrações, com o seu implícito componente de medo, levam os mecanismos homeostáticos a uma situação anormal, que incidirá consideravelmente sobre o comportamento do nascituro. Já sublinhei em outra ocasião que, para se ter um caráter, é necessário ter um "eu" e a formação do "eu" começa no período fetal e se completa no período pós-natal; durante o período neo-natal podemos falar de um eu que "existe", mas que ainda não "é".

Isso se verifica na condição psicótica, em que é oportuno falar de "fixações" embrionárias, fetais ou neo-natais, isto é, ligadas ao temperamento.

Remetendo-nos aos três cérebros de MacLean, na ótica energética sistêmica de Ferri, parece claro que quando existe um dano embrionário, a tentativa de assegurar a sobrevivência privilegiará principalmente o desenvolvimento do reptiliano (os núcleos da base do cérebro) e conduzirá à psicose congênita (autismo), caracterizada por uma constituição e por um comportamento quase que exclusivamente temperamental.

Nesse caso não há nenhuma conexão, ou melhor, há uma dissociação entre os três cérebros.

No período fetal, que termina dez dias após o nascimento, quando o recém-nascido já se "adaptou" à vida extra-uterina, uma situação de estresse atingirá principalmente as funções basilares do primeiro nível reichiano, isto é, olhos, ouvidos e nariz (os telerreceptores).

Neste caso, teremos como "fixação" um grave núcleo psicótico, atingindo os telerreceptores, com os quais o ser humano entra em contato com a realidade já na vida intrauterina.

Depois do nascimento, os telerreceptores serão deficitários por hiperorgonia relativa em um terreno hiporgonótico, e não serão capazes de "aceitar" a realidade ou de suportá-la. Essa deficiência, com o tempo, fará "explodir" o núcleo psicótico nas clássicas manifestações alucinatórias da realidade, típicas do desenvolvimento do processo psicótico após graves estresses existenciais.

A psicose, apesar de apresentar-se sob as mais diversas formas, pode ser entendida como única, se considerarmos que a explosão psicótica ocorre pela subtração de energia em favor do reptiliano, com a finalidade de sobreviver, de continuar a existir, ainda que em condições temperamentais.

Consideremos agora o que pode acontecer durante o período neo-natal, isto é, durante a fase "oral" da amamentação.

A importância disso está ligada a vários fatores, tais como a passagem de anticorpos, de taurina, de ácidos graxos não saturados contidos no leite materno e ingeridos pelo recém-nascido através da amamentação, mas, sobretudo, a estruturação inicial do eu (Spitz-Winnicott). Este, que até então não se percebia como um ser existente, passa a fazê-lo através do outro (a mãe é o "não-eu" que serve para diferenciar o eu da criança). (Klein.)

Parece claro que uma amamentação deficitária (sob vários aspectos) influenciará na formação do eu, que se fixará notoriamente no temperamento e manterá uma vulnerabilidade ligada à emoção de "perda", causa de uma tendência marcante à depressividade, dando origem, desse modo, ao núcleo da depressão dita endógena, que pode, com o tempo, após eventos existenciais muito frustrantes, levar à depressão psicótica. Nesse caso, o segundo nível resulta anorgonótico pelo desequilíbrio energético que se verifica. Eis o que Reich definiu como oralidade insatisfeita, que o indivíduo, em função de seu desenvolvimento psicoafetivo, procurará compensar mais ou menos adequadamente. A depressão psicótica é psicótica somente no que diz respeito à frágil estrutura do eu.

Como já dissemos, o início da formação da caracterialidade se dá no início do desmame, quando começa o funcionamento intencional da neuromuscularidade. Falei também de resíduos "psicobiológicos" resultantes do esforço prematuro da neuromuscularidade à ação. O caráter é o caráter do eu; portanto, um desmame precoce determina a cobertura de uma oralidade insatisfeita. Esta é transformada pela neuromuscularidade prematura em oralidade reprimida (depressiva).

Verifica-se, então, a formação de um núcleo psicótico bloqueado pela caracterialidade, característico da condição *borderline*; neste caso, o temperamento da pessoa está sob controle, mas pode sempre explodir se as condições existenciais negativas fizerem desabar a defesa do ego (o *self-control*).

Resumindo: com o desmame se inicia a atividade neuromuscular ativa, intencional, e se verifica a passagem da motilidade à mobilidade (nono mês). Esse é o momento em que se inicia a formação do caráter, que já encontra, na muscularidade do recém-nascido, muito freqüentemente, potencialidades psicopatológicas induzidas pela intensificação de determinados aspectos do temperamento difíceis de resolver.

É preciso acrescentar também que uma frustração fetal ou neonatal, responsável por um núcleo psicótico, pode, com uma frustração posterior, no período inicial da formação do caráter (neuromuscularidade), ser a origem de um outro núcleo psicótico, vindo assim a criar um "duplo núcleo psicótico".

No caso das deficiências do primeiro nível (no qual os olhos são a máxima expressão funcional), a presença, por exemplo, de astigmatismo com miopia ou astigmatismo com hipermetropia, é sinal da presença desse duplo núcleo psicótico.

Formação da caracterialidade

A caracterologia reichiana nasceu da necessidade que Reich sentiu quando considerou indispensável enfrentar, mediante uma análise do caráter, aqueles casos "impossíveis" que lhe eram enviados por Freud e seus colegas: casos que representavam um impasse para a psicanálise normal. Reich se deu conta então de que a resistência à terapia era justamente devida ao "caráter" do indivíduo; daí então a necessidade de analisar o caráter para superar algumas resistências fundamentais.

O caráter pode ser definido como o modo habitual do indivíduo agir e reagir a fatos e pessoas.

Para haver uma formação caracterial, é necessário que já esteja constituído o eu; e a constituição do eu está ligada à função dos olhos.

Embora já no terceiro mês da vida intra-uterina exista um eu fetal, como recentíssimos estudos evidenciaram, não podemos, contudo, defini-lo nos mesmos termos com os quais definimos o eu pós-natal. É óbvio que o eu fetal tem certos limites, que são os limites da sensorialidade potencial, que começa a aparecer precisamente no terceiro mês de vida.

Foi demonstrado por pesquisas neuropsicológicas que há um eu fetal no 3º mês de vida intra-uterina, que tem a capacidade de ouvir, de ver e de cheirar. Se o ventre de uma mulher grávida for brusca ou intensamente iluminado, o feto bate as pálpebras, isto é, sente-se solicitado e intensifica sua motilidade intra-uterina.

As experiências do ouvido eletrônico de Tomatis confirmam que o feto possui uma audição.

No que se refere ao nariz, que é a ponte com a boca, é claro como o líquido amniótico penetra nas narinas, transportando tudo que foi absorvido pela mãe. Algumas experiências demonstraram que, subministrando à mãe certas substâncias de odor particular, por ocasião do nascimento, o recém-nascido reage sentindo esse odor, manifestando repulsa ou prazer. Além disso, ficou provado que há uma função visual, pois, a partir do quinto mês, o feto sonha.

O sonho está ligado à função visual, mas não à visão: por função visual se deve entender de fato aquela particularidade do epitélio de poder diferenciar-se em células especiais e específicas, que determinarão depois os vários sentidos.

Sabemos que o cego, por não ter uma função visual, "vê" através do tato e, se entrarmos nos detalhes da histologia embriológica, a retina não é mais que um epitélio diferenciado: praticamente, é o nosso cérebro exterior como lugar de formação, percepção de imagens; assim como o tato é nosso cérebro exterior. Em outros termos, todos os órgãos sensoriais nascem do ectoderma, do folheto embrionário do ectoderma, o mesmo a partir do qual se forma o cérebro.

Os nossos sentidos são "pseudópodes", antenas do nosso cérebro. Quando se fala de cérebro, é preciso pensar em uma central onde certos dados são integrados e constituem o que diz respeito ao intelecto, memória, capacidade crítica, julgamento, tudo o que é definido erroneamente como mente. É preciso falar, mais que de mente, de mentalidade, que é diferente de indivíduo para indivíduo e já tem certas potencialidades durante a vida embrionária e depois fetal.

É sabido que o feto sofre estresse, frustrações e gratificações. A formação do nosso caráter, como dizia Freud, é um elemento histórico: desde o nascimento, ou melhor, desde o fim do período fetal, há possibilidades de *imprinting* que determinam um certo modo de estruturar-se. Há, portanto, uma potencialidade caracterial que se exprime já desde o nascimento, e a existência desse enorme potencial do eu fetal, deduzido pelo sonho do feto, confirma indiretamente a tese de W. Reich, isto é, a tese energética, o ponto de vista orgonômico.

O que é a "luz" que ilumina os nossos sonhos, senão a luz energética interior?

Mas a formação do caráter é uma conseqüência histórica da modificação de certas pulsões pelo ambiente que cerca o recémnascido. Em última análise, a formação caracterial decorre da necessidade do ser vivo de exprimir-se ou defender-se de certas situações que possam intervir seja do interior, situação intrapsíquica, seja do exterior, situação interpsíquica.

É fundamental sublinhar que o intrapsíquico e o interpsíquico têm o seu ponto de encontro no exterior da pessoa, e é nesse exterior da pessoa que se forma o que Reich chamou de "armadura" ou "couraça caracterial muscular".

Uma situação caracterial obviamente é necessária e deve existir; mas só quando na própria vida se consegue a capacidade de passar de situações de dependência interna e se torna capaz de depender da própria "luz interna" (não é por acaso que se fala de plexo solar); somente então poder-se-á dizer que foi alcançado um alto grau de maturação da personalidade, do caráter, portanto, a maturidade caracterial.

É preciso distinguir caracterialidade de neurose: geralmente, aquele que é caracterial não se dirige ao psicanalista nem ao psiquiatra. Todas as pessoas que encontramos são "caracteriais". Encontrar alguém que tenha o caráter maduro, o caráter genital, significa encontrar um "elefante branco", porque temos sempre relação com pessoas que, caracterialmente, como dizia Reich, são pessoas compensadas. O "caráter", na verdade, tornou-se a formação necessária para manter o equilíbrio psíquico e para defender-se das frustrações e das agressões do ambiente.

Essas pessoas, no seu invólucro caracterial, estão muito bem e não têm necessidade de ninguém, até que desmoronam sob o peso de sua couraça, nascida como defesa para manter um equilíbrio precário.

Há pessoas que, se não entram em crise, nunca tomarão consciência de sua necessidade de resolver certas problemáticas.

A neurose, clinicamente falando, ou seja, com sintomatologia, para existir tem necessidade de uma base caracterial. Em outros termos, para haver neurose histérica, é preciso que a pessoa tenha um "caráter" histérico; para haver uma neurose obsessivo-compulsiva é preciso que a pessoa tenha uma caracterialidade coagida. Por isso, distinguimos estrutura caracterial de neurose; esta última se exprime em traços caracteriais que, em certo momento, extrapolam a sua "normalidade": desabam sob o peso da couraça, se agigantam até se manifestarem como sintoma.

Quando perigos internos ou externos ameaçam o equilíbrio psíquico de uma pessoa, danificando repetidamente o instinto de conservação, então se forma a estrutura defensiva, a armadura, a couraça.

Não há comportamento sem esforço muscular, e se essa necessidade de expressar-se for impedida por uma repressão (exprimir-se, expressão: a palavra expressão é o contrário da palavra repressão), ou se não há possibilidade de expressar-se de uma certa maneira (levando em conta que uma grande emoção é um grande estresse e, portanto, uma situação de alarme), nesse determinado momento, a impossibilidade de expressar-se agindo muscularmente fica retida, ancorada nos músculos. Para mim, tudo o que diz respeito à memória emotiva está ligada aos músculos e tudo o que diz respeito à memória intelectiva está ligado à célula nervosa.

Não se pode falar de aparato muscular sem o sistema nervoso que o integra e, por outro lado, não se pode falar de um sistema nervoso isolado sem o efeito muscular externo.

E a armadura funciona. A vegetoterapia não determina a eliminação da couraça, mas a tomada de consciência, a autogestão, porque esta couraça, historicamente falando, tem utilidade.

É importante ter a possibilidade de se defender com a própria couraça; mas defender-se, não atacar: na nossa metodologia, o último *acting* dos olhos é a rotação, e o último *acting* da boca é apoiar dentes sobre dentes sem apertar os maxilares para "mostrar os dentes". Mostrar os dentes é um sinal, mas não é morder. Mostrar os dentes significa: "Olha que eu aprendi a morder! Portanto me defendo".

A caracterialidade deveria chegar a esses termos de maturação. Ao invés disso, hoje, a caracterialidade é com freqüência um endurecimento crônico de alguns dos nossos aspectos psicológicos, que limita a nossa possibilidade criativa de expansão, de contato e de aprofundamento.

Por outro lado, para se ter um contato pelo menos válido com os outros, é necessário, como dizia Reich, que através das malhas dessa armadura, deixemos passar, como amebas, "pseudópodes", para nos comunicar, para entrar em contato com os outros. Quando, porém, a couraça social envolve tudo, temos o fenômeno que

Antonioni tão bem descreveu quando sustentou a tese da incomunicabilidade. A incomunicabilidade é justamente essa impossibilidade de troca.

Essa posição de defesa é em alguns casos uma posição total: podemos encontrá-la em certos estados psicopatológicos agudos, e, não, como se poderia crer, nas situações psicóticas.

Na situação psicótica verifica-se o contrário: é a ausência dessa mesma posição de defesa que impede o sujeito de proteger-se realmente e o obriga a viver no medo, senão mesmo em terror contínuo. Não é por acaso que o sintoma da explosão de um núcleo psicótico é freqüentemente descrito como "transformação apavorante".

A couraça, portanto, manifesta-se no corpo, que, como dizia Nietzsche e depois Freud, é o nosso eu. Mas, quando se fala do eu, não se fala da identidade; devemos distinguir o eu da identidade do eu. Esta última é uma aquisição gradual da criança: no início há um eu que precisa de um certo tempo para estruturar-se completamente; é um eu que existe, mas ainda não é.

A propósito, não concordamos em absoluto com Baker, quando, falando dos psicóticos, cita o caráter ocular. Se tem uma coisa que, na realidade, o psicótico não possui é justamente o eu, "ente". O psicótico tem um campo energético que se dispersa, e, por isso, em um certo momento, se funde e se confunde com o "outro" e com o seu mundo externo.

Quem conhece a metodologia da vegetoterapia sabe bem quanto é importante o *acting* da acomodação-convergência, que dá a possibilidade de identificarmo-nos e desidentificarmo-nos, de poder ver o outro e ver a nós mesmos. Com esse processo dialético se começa a estruturar o eu do outro, diverso de si mesmo; isto é, o não-eu serve para determinar o eu.

Portanto, só podemos falar de caráter ocular quando finalmente se alcançar total capacidade funcional do primeiro nível, dos olhos, e em particular a aquisição do espaço-tempo, obtida através do último *acting* ocular: a "rotação dos olhos". Somente então há caráter ocular. Podemos, porém, reservar essa definição para um só aspecto caracterial de certos indivíduos: quando se fala de caráter epilético.

O epilético tem seu caráter, mas a epilepsia nada mais é do que a somatização de uma situação psicótica que, a um certo ponto, estava para explodir, mas não explodiu. Não é por acaso que o distúrbio epilético tem manifestações clínicas que se assemelham a convulsões de tipo orgástico. A crise epilética, portanto, seria um orgasmo do primeiro nível, antes que do sétimo. A estimulação luminosa intermitente pode provocar uma crise epilética.

Na clínica reichiana (na vegetoterapia em particular) se diz que a manifestação epilética pode ser superada precisamente através do *acting* da "rotação dos olhos", dado que uma situação caracterial começa a realizar-se quando os olhos conseguem finalmente tomar posse da quarta dimensão, espaço-temporal, característica do homem, isto é, da historicidade.

Neste ponto, gostaria de enfatizar como são análogas a manifestação epilética e a histérica; o diagnóstico diferencial freqüentemente é difícil e traiçoeiro: casos que parecem histéricos, com a avaliação vegetoterapêutica, revelam, ao contrário, um núcleo psicótico e vice-versa, situações que nas consultas dão toda a impressão de serem do tipo psicótico, resultam "cobertas" por traços histéricos.

No que diz respeito à formação do caráter, se considerarmos o desenvolvimento psicoafetivo ligado ao crescimento de um indivíduo, teoricamente, a formação deveria estar concluída no momento que se alcançasse a maturação do nível genital, através de todos os sete níveis. Não se pode confundir o interesse pela sexualidade genital com sexualidade ligada aos níveis dos olhos ou da boca: há de fato diversas manifestações sexuais, diversas formas de erotismo, mas a genital deveria ser a culminação, o ponto de chegada, com a superação do período edípico em torno dos 8 ou 9 anos.

Uma vez que os elementos socioculturais impedem a superação do período edípico, aquilo que deveria ser apenas um período fica permanente bloqueado por mais tempo (de latência) e depois explode na puberdade como complexo edípico.

Um menino ou uma menina do futuro, educados (na verdadeira expresão da palavra: *ex-ducere*) numa perspectiva reichiana, não deveriam ter complexo edípico, sendo o período edípico praticamente superado em torno dos 8 ou 9 anos.

Isto significa que a nossa caracterialidade já está praticamente formada, como a podemos observar hoje, por volta dos 8 ou 9 anos, no fim do período edípico, mas é formada em condições de imaturidade. Eis porque falamos de caráter, não como manifestação "mórbida", mas como imaturidade. Na melhor das hipóteses se produzirá um "caráter" histérico. Isso acontece porque até os 8 ou 9 anos se reprimem, se cimentam certas situações que provocam medo, temor, ansiedade, conflitos e formam a couraça caracterial. Essa repressão nasce da necessidade de defender-se daquilo que chamo de emoção primária, isto é, o medo, do qual surgem depois todos os mecanismos mais ou menos distorcidos de defesa, pela necessidade biológica de sobreviver.

O educador é, ao mesmo tempo, o expoente da própria caracterialidade individual e da mensagem normativa sociocultural do ambiente do qual provém. É oportuno enfatizar que quando falamos de mensagem cultural falamos de valores, e os valores estão ligados à caracterialidade.

Por exemplo: a sede de justiça é um valor da esquerda, e uma pessoa de esquerda é um "oral". Um outro valor: a fome de reconhecimento. Está ligada ao nível faríngeo, isto é, ao pescoço, que no fundo revela um narcisismo, com a necessidade de devorar pela fome do reconhecimento. Outros valores: o poder, o dinheiro, enfim, todas as situações ligadas a caracterialidades específicas e, portanto, aos bloqueios específicos dos níveis corporais (lembro que Reich dividiu o corpo em sete níveis).

Todavia, diante da emoção primária do medo, a pessoa tem necessidade de defender-se da angústia que o medo provoca e, para fazê-lo, utiliza três procedimentos.

O primeiro é identificar-se com o agressor, com o educador que o agride e do qual sente medo. Nesse momento assume o aspecto caracterial do educador, e assim forma o seu próprio traço caracterial.

Um outro procedimento é o de voltar contra si a agressividade que gostaria de dirigir, de forma reativa, contra a pessoa que o frustrou. Isso determina um aspecto caracterial posterior que encontraremos em especial na caracterialidade masoquista.

No momento em que essa agressividade é dirigida contra a própria pessoa, é inevitável que se formem bloqueios musculares.

Se a um certo ponto sente agressividade contra a alguém e vontade de dar-lhe um soco, mas volta essa agressividade contra si mesma, automaticamente cria-se um bloqueio no braço (nível do pescoço), levando à formação de bloqueios em alguns aspectos caracteriais. Na prática, essa é uma situação que bloqueia a possibilidade de expressão do eu (do eu intrapsíquico) que na língua francesa é o "*moi*".

Os franceses têm na sua língua o "*moi*" e o "*je*"; nós temos somente o "eu". Em termos do eu devemos nos referir sempre ou ao "eu" — Federico — "*moi*" ou ao "eu" — "*je*" — Navarro. Quando a criança se sente frustrada no seu "eu" intrapsquico é natural que bloqueie a agressividade dentro de si e tenha por isso medo de expressá-la depois socialmente. Quando a agressividade escapa ao bloqueio, ela irrompe de forma explosiva e destrutiva, freqüentemente em termos vingativos.

Como estamos lidando geralmente com a criança que adquiriu a capacidade de entender e de querer, isto é, que começou a sentir biologicamente a excitação sexual, o terceiro procedimento de defesa contra a angústia é empregar a energia que subjaz à excitação sexual para reprimir essa mesma excitação, determinando um círculo vicioso, uma situação de fechamento que, mais uma vez, expressa uma atitude de tipo caracterial. Ou seja, dessa maneira, é claro que a base caracterial não pode ser senão uma base caracterial imatura.

Na formação do caráter, é necessário considerar também o aspecto da modalidade de formação da couraça.

Na vida de cada um houve o momento preciso em que aconteceu a frustração: uma frustração no nível oral, por exemplo, para o recém-nascido, é muito mais pesada, mais grave como indutora de emoção, do que uma frustração no nível oral sofrida por uma criança de 4 ou 5 anos.

Assim sendo, é importante o momento histórico, o momento cronológico da frustração, mas é igualmente relevante a qualidade e a quantidade da frustração e quem é a pessoa que frustra; se a frustração oral de uma criança de 5 anos é produzida pela mãe ou pelo pai, o peso é bem diferente da frustração causada pela empregada, pela avó, pela irmã ou pelo irmão mais velho.

A figura da pessoa que frustra é determinante para tudo aquilo que a reatividade pode implicar: se é um irmão ou uma irmã mais velhos, a criança de 5 anos sempre pode dizer: "Ah, mas você não está com nada!". Se, ao contrário, for um genitor predominantemente severo, ela não diz nada e praticamente não reage, portanto engole completamente a frustração.

E ainda, no que diz respeito à modalidade de formação da couraça caracterial, é fundamental a relação entre frustração e satisfação: um pai, uma mãe, um educador, geralmente generosos, se um dia causam uma frustração, é sem dúvida uma frustração, mas não é grave porque a criança sabe muito bem que num outro momento terá de novo a gratificação. É óbvio que, se, ao contrário, a frustração não é equilibrada com a satisfação mas é habitual, torna-se realmente penosa, algo de que é preciso defender-se. Também o sexo da figura frustradora é importante: para um menino, a frustração que vem da figura materna, da figura feminina, tem um significado diferente da que vem da figura masculina, e vice-versa.

Podemos agora falar também das frustrações contraditórias. Pode acontecer que hoje um educador incentive uma criança em uma direção e, amanhã ou depois, se não a impede, pelo menos lhe impõe um controle sobre esta mesma pulsão.

Para que uma armadura caracterial seja tal que não exploda de forma mais ou menos repentina, deveria encontrar, no curso da sua formação, uma disponibilidade, uma flexibilidade que permitisse uma caracterialidade "administrável", uma couraça "administrável".

Uma pedagogia de prevenção para evitar uma caracterialidade que dê margem a manifestações psicopatológicas, deveria impedir que uma criança se fixe nos genitores (a criança sempre agarrada à saia ou à calça de um dos genitores); deveria evitar qualquer ameaça, frustração, reprovação no que concerne à descoberta do aspecto erótico, sensorial, sensual e sexual ligados à anatomia da zona genital; além disso, deveria evitar a proibição da masturbação, que se tornaria uma proposta mais ou menos direta de ascetismo durante a puberdade e a adolescência!

Sem essa proibição da masturbação, sem essa situação de ascetismo na puberdade e adolescência, que têm por escopo levar “virgem” ao casamento tanto o filho como a filha, o matrimônio perde automaticamente o seu aspecto coercitivo. O matrimônio não representa mais uma coisa que “absolutamente deve acontecer”, “porque é preciso casar” ou porque é o que deseja a mãe e o pai, ou “porque já estou na idade de casar”: o próprio superego perderá então sua grande influência sobre as manifestações caracteriais, isto é, sobre o comportamento social e interpessoal das pessoas.

Caracterialidade e caráter genital

Examinaremos agora as diferenças entre caracterialidade e caráter genital maduro, sobretudo em relação aos assuntos propostos por Freud na sua época para instâncias do inconsciente.

Mas, primeiro, um esclarecimento: o termo *inconsciente* é freqüentemente usado pela psicanálise (freudiana) como substantivo, enquanto nós o entendemos como adjetivo. O *inconsciente* adquire assim o significado de *reprimido*, como dizia Freud.

Na vegetoterapia caractero-analítica, de fato, tudo aquilo que aflora através da verbalização após os *actings* tinha sido inconscientemente relegado; isto é, reprimido pelo sujeito, que agora toma consciência.

É difícil imaginar como um *inconsciente* "substantivo" pode tornar-se *consciente* (outro substantivo).

O discurso sobre essa variável é, na realidade, um discurso qualitativo-quantitativo, pelo qual é plausível que uma coisa inconsciente possa tornar-se consciente. No que diz respeito aos aspectos caracteriais, é evidente que a tomada de consciência é bem diferente do ato de assumir o conhecimento.

Por um lado, é portanto, justificável e lógico que a psicanálise ou outra psicoterapia verbal possa dar resultados. Por outro lado, elas não trazem à tona situações basilares fundamentais, da estrutura da personalidade do sujeito, uma vez que o caráter começa a formar-se no período pré-verbal.

O caráter é o caráter do nosso eu, e o eu (cf. Freud: *O Ego e o Id*, 1923) é o nosso próprio corpo, portanto, dotado de sua forma "característica", um modo característico de manifestar-se, como a forma de andar, as expressões faciais, a atitude, o modo de falar, a relação com os outros e tudo que se relaciona com situações de tipo dialético.

Os estudos mais recentes têm demonstrado que, na realidade, nós não vemos os objetos, mas os vemos como dinamismo da relação com as outras coisas: aquilo que vemos não é um copo, mas é um copo "dinâmico" em relação à mesa, à garrafa, a nós e a mim que me movo. Dessa maneira, na visão neuropsicológica, surge a percepção que depois se transforma em apercepção.

A mesma coisa é válida para a relação entre pessoas, que não é portanto estática, mas dialética, isto é, está numa situação permanentemente dinâmica. Nesta situação dialética, a reação do ser vivo é sempre uma reação neurovegetativa e muscular.

No que se refere à planta, há igualmente uma reação, mas é uma reação diretamente energética, que implica modificações da sua respiração clorofiliana e produção da linfa.

Em todos os seres vivos, verifica-se essa resposta de *expansão* e de *contração*, conforme as condições sejam respectivamente gratificantes, favoráveis ou frustrantes e desfavoráveis. No que se refere ao corpo humano, isto é, ao caráter do nosso eu, a reação neurovegetativa e a muscular estão fundadas na necessidade de reprimir certos aspectos funcionais, certas necessidades pulsionais: esse movimento determina a formação dos traços caracteriais. Todo traço caracterial é, em última análise, a solução que o indivíduo encontrou para reprimir uma situação conflitante. A partir do momento que todas as situações conflitantes provocam angústia, é evidente que o traço caracterial esconde, bloqueia quase sempre uma situação de angústia. Para evitá-la, nós a bloqueamos criando uma estase que, na realidade, não é nada mais senão um bloqueio energético correspondente àquela situação conflitante.

Na estrutura caracterial funcionam dois princípios econômicos da formação do caráter: o de evitar a angústia com certas manifestações de conversão, ou o de reter a angústia, quando não é possível evitá-la, de modo que ela não nos prejudique e nos faça sofrer.

Isso significa que, na estrutura caracterial do adulto, todas as manifestações de tipo pré-genital ou sádico na realidade servem, não para satisfazer, mas somente para diminuir certa tensão em certo momento no segmento corporal bloqueado.

É óbvio que diminuindo a tensão pré-genital através de certos mecanismos pré-genitais ou sádicos, obtém-se um certo bem-estar: assim a energia pulsional é utilizada para reforçar o traço caracterial, que não poderá, sem uma metodologia adequada, resolverse, mantendo-se vivo através de manifestações compensatórias substitutivas.

Em última análise, o caráter tem sempre uma função defensiva, fruto de uma resposta inadequada da sociedade às nossas necessidades primárias.

Confundir necessidades com desejos e vice-versa pode facilmente se tornar um engano cultural, como aqueles a que estamos cotidianamente submetidos.

A diferença entre necessidade e desejo é também uma diferença de tipo neuropsicofisiológico. Podemos dizer que a necessidade é "faringeana", enquanto o desejo é "laringeano". O desejo pode ser expresso: o apetite, por exemplo, é um desejo que nasce de uma situação que tem por trás de si uma necessidade, mas ele não é uma necessidade e, portanto, pode ser adiado. A fome do recém-nascido, ao contrário, deve ser absolutamente satisfeita: é uma necessidade, e é vivida também sob uma forma de transformação bioquímica. No caso da fome, há um sofrimento, enquanto no do apetite há uma excitação. A necessidade é temperamental, o desejo é caracterial.

O caráter final de um indivíduo é portanto determinado, de um ponto de vista específico, por aquilo que é a fixação da sua libido, dependendo de onde a energia foi bloqueada: isso explica a variedade dos traços caracteriais. Quantitativamente, esse aspecto determina variações qualitativas em relação ao momento histórico em que se manifestou essa necessidade defensiva.

Mediante a fixação da libido, o indivíduo está em condições de não desperdiçar a própria energia, já que o bloqueio, como função defensiva, tem também essa finalidade.

Por outro lado, no sentido sexual-econômico, deve-se observar que o patrimônio energético assim conservado nunca poderá ser utilizado pelo sujeito, dada a sua caracterialidade.

A satisfação dos aspectos pré-genitais é, portanto, um meio adequado para evitar a angústia. Não obstante inadequadas, embora tendo o mesmo objetivo, são as formações reativas.

Enfatizemos a distinção entre sublimação e formação reativa. Por exemplo: geralmente se diz que o padre sublimou seu amor e a sua sexualidade no amor a Deus. Mas, na realidade, isso não é sublimação, é uma formação reativa. Se fazemos a análise caracterial de uma pessoa que optou pelo voto religioso, nos damos conta que certos aspectos existenciais o induziram a reagir tomando os votos para sobreviver.

Não se pode sublimar uma coisa que não foi vivida. Podemos falar de sublimação a propósito de alguém que tenha escolhido os votos depois de ter tido uma vida sexual, mas não a propósito de um adolescente seminarista e depois padre que nunca viveu a própria sexualidade. Neste caso, trata-se portanto de uma formação reativa e não de sublimação.

Enfatizemos que caráter neurótico significa imaturo, não doente.

Se retomamos as instâncias psicodinâmicas propostas por Freud — ego, id, superego —, no que se refere ao ego, podemos dizer que o caráter genital resolveu a problemática edípica fundamental. Em conseqüência, não se criam, consciente ou inconscientemente, sentimentos de culpa e toda a pré-genitalidade é sublimada numa direção cultural.

Mas o que é a pré-genitalidade? É o aspecto caracterial que encontramos ao trabalhar com os primeiros três níveis (os níveis pré-genitais). Sublimação dos aspectos caracteriais pré-genitais significa, por exemplo, com relação ao primeiro e segundo níveis, o prazer de ler, o prazer de "devorar" um livro, de ouvir música, de assistir a uma conferência, de falar, de dialogar. Podemos falar de sublimação ligada ao terceiro nível (pescoço) quando alguém tem consciência de que sabe alguma coisa e está ciente de que tem condições de transmiti-la, mas escolhe não fazê-lo (porque, por exemplo, naquele momento, poderia inibir o funcionamento do grupo de trabalho).

A pré-genitalidade é assim sublimada ou se torna um pré-prazer, isto é, faz parte das preliminares de uma relação amorosa, mas não constitui o objetivo final.

Ao contrário, no que diz respeito ao id do caráter neurótico, vemos que toda a parte instintiva está numa situação edípica não resolvida, razão pela qual a pulsão sexual é vivida, consciente ou inconscientemente, em condições de culpabilidade. Portanto, o caráter neurótico vive a relação amorosa de forma infantil, edípica. Isto é muito evidente, por exemplo, no "caráter" histérico, em que as conversões somáticas da energia sexual são traduzidas freqüentemente em câimbras. A câimbra é a possibilidade de descarrega somática de acordo com o "*locus minoris resitentiae*", isto é, específica para um certo traço de caracterialidade, toda uma parte de energia sexual que deveria ser descarregada numa relação amorosa.

Quanto ao superego, o caráter neurótico é caracterizado por um superego intransigente, moralista e rígido: um superego que tiraniza o id através do ego e automaticamente impede o sujeito de realizar a própria individualidade, fazendo-o crer, por exemplo, que certas instâncias individuais sejam egoístas e outras não.

Mas se o "egoísta" é aquele que pensa no próprio bem-estar aproveitando-se de um outro, o "indivíduo", ao contrário, pensa também no seu próprio bem-estar, mas sem se aproveitar de ninguém.

O superego do caráter genital tem como moral o respeito à vida, e se as pulsões do id são pulsões vitais, nada tem contra sua satisfação. Portanto, a estrutura do superego genital é, antes de mais nada, do tipo sexual-afirmativo: não havendo nenhuma situação edípica, não é necessário neutralizar a culpabilização inconsciente, que viria de uma instância edípica, e a libido é satisfeita diretamente, sem necessidade de dissimulação.

Qualquer um, uma vez que, no seu desenvolvimento, tenha atingido uma situação genital, está em condições de viver na realidade sabendo quais são os seus limites e quais são as suas possibilidades, sem precisar verificar ou exagerar de forma narcisista, ou então impedir-se uma satisfação genital em nome do ideal do ego.

O ideal do ego é solicitado e estimulado diretamente pela educação, ou indiretamente pelos modelos culturais e sociais, e condena o indivíduo à insatisfação, porque, na realidade, o ideal do ego é inatingível. Mas se o ideal do ego está o mais perto possível do real, não provoca aquela severidade do superego característica de quem, à parte o julgamente dos outros, tem sobretudo medo do seu próprio julgamento sobre si.

O superego do neurótico é, em geral, sexual-negativo e freqüentemente adota uma atitude moralista, brutal, brusca.

É pertinente fazer aqui uma distinção entre moral e moralismo, como entre dever e coação; moralismo e coação, na realidade, ocultam a vaidade narcisista do dever e da moral. Com atitudes moralista e coativa, a potência sexual fica bloqueada, ou então compensada segundo aquilo que o ideal do ego propõe.

Geralmente, o id e o superego estão em conflito e o campo de batalha em que se defrontam é o ego. Portanto o eu, o caráter, o nosso corpo, pode chegar à neurose devido a instâncias do id ou a instâncias que vêm do superego. É sempre uma situação dialética: as instâncias do id podem prejudicar-nos porque encontram uma proibição do superego; por outro lado, as instâncias do superego podem prejudicar-nos invadindo o id e impedindo certas manifestações naturais.

O ego genital, porém, não encontra essas pressões: o ego do caráter genital é um ego em contínua expansão, visto que as instâncias do id e do superego têm limites existenciais aceitáveis e válidos no que diz respeito à relação com os outros e à possibilidade de socialização e convivência.

No ego genital, a sexualidade é vivida sem culpa e toda agressividade e pré-genitalidade são então sublimadas e canalizadas como realização social.

Dessa maneira, aquela parte de energia que é bloqueada pelos aspectos inconscientes da homossexualidade é canalizada e, portanto, as tendências homossexuais inconscientes ficam privadas das suas raízes.

É óbvio que, no caso do caráter genital, a pressão sobre o ego vindas do id e do superego é mínima e, assim, esse campo de batalha não fica desgastado, não se esgota, e conserva toda a potencialidade energética, que pode ser utilizada de maneira positiva e válida. Além disso os desejos infantis freqüentemente ligados à ambivalência perdem toda a carga infantil de ódio ou de amor no sentido patológico.

A instância narcísica pré-genital tendo sido superada, as atitudes de autocontrole decorrentes da educação servirão somente em circunstâncias determinadas e necessárias, não serão mantidas nos momentos de expansão total, por isso a capacidade de abandono permanece intacta, sem medo, e o narcisismo não servirá mais como compensação, mas como realização, como sublimação.

A caracterialidade fálico-narcisista, por exemplo, é capaz de realizar socialmente coisas bastante válidas, tanto quanto o caráter genital, porém o que a impele é o desejo de ser reconhecida, recompensada, valorizada, enquanto que o caráter genital realiza coisas pelo que elas podem determinar para o bem-estar social.

E mais: o caráter genital não é rígido ou inflexível na sua sexualidade. É monogâmico, mas a sua monogamia é sem coerção, é fruto de uma escolha. Ao mesmo tempo, ele está em condições de renunciar, se essa monogamia se tornar custosa, se o fizer viver mal, e isso sem sentimento de culpa ou moralismo que poderiam recair sobre ele. Trata-se portanto de uma pessoa realista, que aceita a realidade, porém de forma dinâmica, para mudá-la se se dá conta de que as coisas se transformam; é portanto uma pessoa que considera o intelecto como um aspecto primário e paralelo da genitalidade.

Os aspectos energéticos dos níveis altos (do primeiro nível) têm a mesma importância dos aspectos energéticos do último nível, o sétimo.

Para o caráter neurótico, ao contrário, todo aspecto sexual genital é vivido como algo sujo ou cruel, portanto, é anal ou sádico. Todo o ego, todo o corpo da pessoa, é bloqueado contra o prazer e, da mesma maneira, é bloqueado contra o desprazer, ou então é acessível só ao desprazer e faz com que cada prazer se transforme em desprazer. O fato de transformar o prazer em desprazer é característico do aspecto caracterial masoquista, que todos nós possuímos, alguns mais e outros menos.

Um dos aspectos positivos da vegetoterapia é o de colocar a pessoa em condições de transformar o desprazer em prazer, isto é, o mesmo *acting* que no início é doloroso, cansativo e aborrecedor, no final, depois de repetido, transforma-se em algo agradável e relaxante. É, assim, o caminho oposto àquele que nosso aspecto caracterial masoquista nos faz voluntariamente percorrer.

Mas, na situação neurótica, o eu neurótico, o eu corporal, é vítima do caráter do indivíduo, por isso a pessoa nunca é capaz de ser verdadeiramente alegre ou verdadeiramente enraivecida: para o neurótico, isso não é possível, e assim não tem capacidade de amar realmente com intensidade.

É comum, no curso da terapia, as pessoas se darem conta de nunca terem verdadeiramente amado ou de não serem capazes de amar. Nas suas relações há esse comportamento infantil e narcisista; mas não é culpa delas, porque se existisse uma situação social em que suas necessidades primárias pudessem ser satisfeitas, não seria necessária uma regra moral, leis, para manter as relações sociais.

A satisfação das necessidades é fundamental.

Não se pode pretender que um operário, trabalhando sete, oito horas por dia, vivendo numa sociedade consumista que o impele a comprar coisas que não lhe servem, possa ter uma vida sexual serena e possa se contentar de sentar à mesa, comer, e ainda ter ânimo para ir a um concerto ou a um teatro. Talvez o faça, mas já cansado, sem poder usufruir.

Uma sociedade que pudesse transformar as condições de trabalho, dando a cada um a possibilidade de ter a sua margem de tempo livre, seria uma sociedade muito saudável.

É muito importante ter a possibilidade de sentar-se numa poltrona para "não fazer nada". Na realidade, no que se refere à moral social, devemos admitir que só o insatisfeito tem necessidade de uma moral para se controlar e para poder compensar, preencher certas lacunas.

Nesse sentido, a sublimação tem como premissa uma economia ordenada do patrimônio energético, isto é, da libido, pois se uma pessoa é vítima de uma neurose de trabalho ou caracterial, ou é induzida por certos sistemas empresariais, certamente não tem possibilidade alguma de sublimar, mas somente de procurar compensações.

No caráter genital, a fantasia não perturba o rendimento de uma pessoa, enquanto que, no caráter neurótico, a fantasia é perturbadora porque serve como compensação e como fuga.

Quando não há capacidade de sublimar, verificam-se essas formações reativas que são geralmente bastante rígidas, em que a pessoa deve realizar qualquer coisa para não estar mal, enquanto, na sublimação, a pessoa quer realmente realizar algo.

Sob esse aspecto, do ponto de vista sociocultural, isto é, político, os trabalhadores hoje são, na realidade, pessoas reativas, porque, de uma maneira ou de outra, seja em função de uma ideologia ou mesmo por medo, renunciam praticamente a viver uma vida saudável e plena, privilegiando o papel em vez da função.

Uma das formações reativas mais comuns é a vergonha.

A vergonha, na realidade, não é outra coisa senão um aspecto do medo e, neste caso, o medo do julgamento do outro: tanto isso é verdade que o máximo da formação reativa pode ser uma fobia, quando a repressão é muito profunda e muito forte.

Todas as formações reativas têm a característica de serem racionalizadas: a racionalização é um mecanismo de defesa. Mas de quê? A pessoa que racionaliza se defende do medo sexual; em outros termos, todo o patrimônio energético deslocado para o primeiro nível é utilizado para evitar que essa energia, ao ser percebida no sétimo nível, pudesse impelir à transgressão da famosa norma que o superego lhe impõe. Se, nesse momento, o id, até então reprimido, se vê em condições de transgredir, faz isso de modo violento, e a agressividade erótica (*ad-grédi* = aproximar-se) se transforma em agressividade destrutiva e sádica.

Paralelamente às formações reativas como compensações substitutivas, temos, nas diversas caracterialidades, manifestações de tipo corrente: a necessidade de sair para dançar todos os sábados, necessidade de ir ao cinema, ao teatro.

Quando certas coisas são vividas por algumas pessoas como necessidades das quais não podem prescindir, estas se transformam em rituais, mas na realidade são compensações substitutivas de outras necessidades: em última análise, da necessidade natural e biológica de uma vida sexual satisfatória.

Reich dizia que no momento que uma pessoa alcança a possibilidade de uma vida sexual satisfatória, todas as questões, manifestações, sintomas neuróticos, perdem automaticamente sua força para, em seguida, desaparecerem definitivamente.

NOTA

Para compreender as "coberturas" e as "estratificações" caracteriais, seguem-se os esquemas que indicam as referências que serão ilustradas e comentadas progressivamente.

O caráter genital, ou seja, maduro, é ilustrado no primeiro esquema.

Nos esquemas da caracterialidade (assinalando o estágio ocular, mas deixando de descrever os aspectos do núcleo psicótico, que competem à psiquiatria funcional e não à caracterologia) parece evidente que o terceiro nível (que expressa o narcisismo) está *sempre* envolvido, como também o quinto nível (que expressa o masoquismo) e o último nível (da sexualidade genital).

De acordo com a importância dos bloqueios dos níveis envolvidos, teremos as caracterialidades *borderline*, psiconeurótica e neurótica.

Partindo dessas premissas, não se pode mais falar de caráter masoquista, mas de caracterialidade masoquista onipresente, havendo sempre um envolvimento diafragmático nas várias condições caracteriais.

As condições caracteriais são individuadas segundo a importância do bloqueio energético predominante. A importância energética permite distinguir:

1) hiporgonia desorgonótica = núcleo psicótico
2) desorgonia = borderline
3) hiperorgonia desorgonótica = psiconeurose caracterial
4) hiperorgonia = neurose caracterial

Os três primeiros aspectos energéticos têm em comum o "bloqueio nasal" que será descrito à parte.

Enfim, quero também lembrar que a escola reichiana considera "biológicas" as *fases* oral e genital, e socioculturais os *períodos* anal, fálico e edípico.

I

NÍVEL	ESTADO ENERGÉTICO	ASPECTOS CARACTERIAIS	CARÁTER GENITAL
I Olhos			
Boca		disponibilidade	
Nariz	omerorgonia		
II Boca			
III Pescoço		moderação narcisismo primário	presença de humanidade, humildade e humanismo
IV Tórax		eu real	
V Diafragma	ânsia reativa existencial temporária	ausência de masoquismo	
VI Abdômem		satisfação	
VII Pélvis		criatividade	genitalidade

II

NÍVEL	ESTADO ENERGÉTICO HIPORGONIA DESORGONÓTICA	PSEUDO CARACTERIALIDADE FÁLICA OU HISTÉRICA	COBERTURA HISTÉRICA OU FÁLICA URETRAL DE UM NÚCLEO PSICÓTICO (CAMPO FUSIONAL)
I Olhos Orelhas Nariz	hiperorgonia relativa reativa	distúrbios interpretativos fobia-formalismo	
II Boca	hiporgonia	sadismo reativo depressão psicótica	temperamentalidade com cobertura caracterial de fraca intensidade
III Pescoço	hiporgonia	narcisismo primitivo	ausência de humanidade, humildade e humanismo
IV Tórax	hiporgonia	pseudo eu	
V Diafragma	hiporgonia	masoquismo primário	explosividade masoquista de tipo destrutiva
VI Abdômem	hiporgonia relativa		
VII Pélvis	hiporgonia	pré-genitalidade	dissociação presente

III

NÍVEL	ESTADO ENERGÉTICO DESORGONIA	CARACTERIALIDADE FÁLICA OU HISTÉRICA	COBERTURA FÁLICA OU HISTÉRICA ANAL (COMPULSIVA) BORDERLINE (CAMPO SIMBIÓTICO)
I Olhos		introversão	
Orelha	hiperorgonia	estetismo	
Nariz		racionalidade	
II Boca	hiperorgonia ou hiporgonia	sadismo oral obsessividade distimia	
III Pescoço	hiperorgonia reativa	oralidade reprimida narcisismo principal identidade imatura ideal do eu	temperamentalidade com cobertura caracterial de média intensidade
IV Tórax	hiperorgonia	egoísmo	
V Diafragma	hiperorgonia reativa	masoquismo primitivo compulsividade	ausência de humildade e humanidade tendência à explosividade de tipo reativo
VI Abdômem	hiporgonótico	sadismo fálico-anal histérica anal	momentos de dissociação
VII Pélvis		hipogenitalidade	

IV

NÍVEL	ESTADO ENERGÉTICO HIPERORGONIA DESORGONIA	ASPECTO CARACTERIAL	PSICONEUROSE CARACTERIAL (CAMPO)
I Olhos Orelha Nariz	hiperorgonia	estetismo	caracterialidade fálica ou hístero-clitorideana de forte intensidade
II Boca	hiper e hiporgonia		
III Pescoço	hiperorgonia	narcisismo secundário egotismo-identidade frágil	ausência de humildade e humor
IV Tórax	hiporgonia	ego-ideal	
V Diafragma	hiperorgonia	masoquismo	
VI Abdômem	hiporgonia		desdobramento eventual
VII Pélvis	hiperorgonia	sadismo fálico hístero-clitoridiano pseudogenitalidade	

V

NÍVEL	ESTADO ENERGÉTICO IPERORGONÓTICO	ASPECTO CARACTERIAL	NEUROSE CARACTERIAL (III campo)
I Olhos Orelha Nariz	hiperorgonia	estetismo formalismo	caracterialidade histérica-fálico-histérica
II Boca	hiporgonia relativa	extrovertido	
III Pescoço		egocêntrico	falta de humildade
IV Tórax V Diafragma VI Abdômem	hiperorgonia	eu distônico masoquismo secundário	desdobramento presente
VII Bacia	hiperorgonia	histérico-vaginal fálico-vaginal paragenitalidade	

Estágio ocular (núcleo psicótico)

Após nossa introdução sobre a formação do caráter e sobre as diferenças entre "caráter" neurótico e genital, tentemos descrever os vários tipos de caracterialidade, pelo menos nos seus traços que mais sobressaem, visto que, como já foi dito, não há um caráter puro, a não ser o genital, que é o caráter maduro.

Todos os outros "caracteres" que encontramos são, na realidade, aspectos, traços caracteriais mais ou menos evidentes, mais ou menos escondidos.

Pela a ordem dos sete níveis, o primeiro nível está ligado aos olhos e aos ouvidos, tendo eu acrescentado também o nariz, que Reich não levou em consideração. É o nível que defino como "dos telerreceptores", isto é, dos receptores à distância: o ouvido, a visão, o olfato e o nariz, que tem sua importância no que se refere à passagem entre o primeiro e o segundo nível, a boca. Com relação à cavidade retro-nasal (rino-faríngeo), além de presidir o olfato, possibilita reforçar o paladar, através daquilo que os americanos chamam de *flavour*, ou seja, aroma. Ademais, que o nariz é um ponto de passagem, é demonstrado pelo fato de os canais lacrimais possuírem uma saída também pelo nariz. Há pessoas facilmente sujeitas a resfriados; tais resfriados na verdade são uma manifestação de implosão e não de explosão de choro. Essas pessoas "choram por dentro" e as lágrimas, que praticamente escorrem pelo nariz, determinam, por exemplo, situações de rinite.

Falando de "caráter" ligado ao primeiro nível, quero dizer, mais uma vez, que não estou de acordo com E.F. Baker, líder da escola dos orgonomistas americanos, sobre a existência de um caráter ocular.

Por quê? Porque para haver um caráter é preciso haver um eu e, como sustenta G. Ferri, o eu, a formação do eu, ocorre no nível dos olhos, mas é eu no sentido existencial, não no sentido de "ser"; no sentido de ser, o eu deve constituir-se como uma identidade biológica, transformar-se em "mim". Voltaremos a falar sobre isso quando abordarmos o pescoço e a parte superior do tórax.

A formação do eu, portanto, ocorre quando a funcionalidade ocular está completa.

O trabalho da vegetoterapia com os olhos, como propus, passa pelos quatro *actings*.

Primeiro *acting*: ponto fixo; segundo *acting* da acomodação e da convergência: ponto fixo alternado com a ponta do nariz; terceiro *acting*: lateralidade do olhar; quarto *acting*: rotação dos olhos. Só no final do quarto *acting*, isto é, quando a pessoa está em condições de poder administrar essas quatro funções, podemos dizer que estamos diante de uma pessoa que assumiu finalmente um eu capaz de poder "ser". Mas é necessário chegar ao quarto *acting*. Por isso, se falamos de caráter ocular a propósito de alguém que tem uma dificuldade em uma situação de ponto fixo (primeiro *acting*), não podemos falar de um eu no sentido de ente, de identidade biológica, mas de um eu existencial.

Por exemplo, é justamente o *acting* da rotação dos olhos que nos dá condições de poder tratar a epilepsia essencial (não a focal) com a vegetoterapia: isso significa que, justamente com relação à rotação dos olhos temos, finalmente, a possibilidade de um primeiro instalar-se do caráter, não antes, ligado à atividade muscular.

Por isso, no que diz respeito ao "caráter ocular" na minha opinião, devemos chamá-lo de estágio ocular.

Em outras palavras, a situação do "caráter" epiléptico é um acabamento imaturo da função ocular; não digo visual, mas ocular, pois há uma diferença entre ver e olhar.

Além disso, parece-me bastante interessante notar que tudo que acontece antes do *acting* da rotação dos olhos seja representativo de uma situação psicótica mais ou menos latente.

É evidente que o psicótico, na realidade, não tem um eu. Portanto, não podemos falar de "caráter" psicótico nem de caráter ocular, mesmo porque as manifestações psicóticas são de tal forma diversas e mutáveis que tornam difícil uma definição de tipo caracterial.

Quero acrescentar que, a partir de minha experiência e formação psiquiátrica, não considero assim tão estranho que na época tenha sido tão usado, e ainda se use, o eletrochoque para provocar um choque muscular, no tratamento da esquizofrenia.

Com efeito, o eletrochoque provoca uma convulsão epilética: combate-se a situação de desestruturação, de dissipação do eu propondo uma condição epilética que, para o sujeito, já é um primeiro esboço de estrutura caracterial. Essa estrutura é caracterizada por uma certa viscosidade: o epilético é um indivíduo viscoso, é um indivíduo explosivo, violento.

O eu do psicótico é na realidade um eu "vegetativo"; o psicótico não pode dizer "eu" porque lhe falta a consciência do corpo. A consciência não é um fato existencial, mas um fato de Ser (em latim, "ente" como particípio presente do verbo ser) e está ligada ao funcionalismo ocular.

Portanto, em relação ao primeiro nível, podemos falar, não de caráter, mas de estágio ocular.

Os olhos deveriam ser funcionais, "desbloqueados". Iniciar a terapia com uma pessoa, trabalhar com os olhos e verificar que estão desbloqueados é realmente uma exceção. O bloqueio total designa um psicótico; o parcial, a presença de um núcleo psicótico. Basta olhar a fotografia de alguém ou mesmo observar o primeiro plano de algum ator ou apresentador na televisão, para perceber como cada um, uns mais outros menos, têm olhos que funcionam por conta própria, isto é, que são "bloqueados": vêem, mas não olham.

Assim, como em todos os níveis do corpo, também no nível dos olhos o bloqueio pode ser hiporgonótico, isto é, determinado por uma carência de energia, ou hiperorgonótico, caracterizado por um excesso de energia, por uma situação desorgonótica.

O epilético, por exemplo, revela uma condição de bloqueio hiperorgonótico, motivo pelo qual a crise é na realidade a possibilidade de descarregar este excesso de hiperorgonia dos níveis superiores.

Tanto isso é verdade que se pode dizer que a crise epilética é um orgasmo no primeiro nível. A relação é clara: em ambos, crise e orgasmo, há uma perda de consciência, mas, naturalmente, a recuperação é muito diferente; além disso, a situação epilética é perigosa e dolorosa, o oposto da situação orgástica.

Freqüentemente, no bloqueio do primeiro nível, temos que lidar com situações hiporgonóticas: situações mais ou menos marcantes, que contêm aquilo que chamamos traços, núcleos, indícios psicóticos, muito freqüentes nas pessoas desorgonóticas.

Todas as pessoas "normais" têm um calcanhar-de-aquiles, um ponto fraco, e vêem as coisas a seu modo ou as interpretam a seu modo; isso incide muitíssimo no contato com a realidade e em um tipo de comunicação possivelmente privado de reservas mentais.

Na situação psicótica, em que a energia está totalmente bloqueada, costumamos dizer que o sujeito "fugiu pelos olhos". Quem teve oportunidade de encontrar um psicótico, ter-se-á dado conta de que ele, como eu disse, vê mas não olha.

Algumas pessoas, em certos momentos, ficam como que... ausentes... e nós percebemos isso porque seus olhos não estão mais em contato. É por isso que na terapia, quando se lida com pessoas com um núcleo psicótico, é fundamental dizer, durante a verbalização: "Fale, mas olhe para mim". Geralmente, elas tendem a falar olhando para qualquer lugar, evitando os olhos do terapeuta.

Este "não olhar nos olhos" é uma característica clássica de todas as neuroses. O neurótico fala, mas não olha nos olhos; porém, não é um traço neurótico, mas do núcleo psicótico que existe nele; porque tem medo do contato e este medo leva-o a fugir "pelos olhos".

O núcleo psicótico, por sua vez, é diferente na situação borderline, que é uma situação dinâmica, no nível da boca, e tende a deslocar-se para o alto. Encontramos pessoas que, para não cair em depressão, "preferem", digamos assim, viver uma situação psicótica, porque esta é menos dolorosa que uma situação depressiva no momento de explosão da depressividade.

A situação depressiva é freqüentemente suicida; um psicótico que se suicida é uma pessoa que, na realidade, está saindo da psicose (olhos) para entrar em depressão (boca).

Freqüentemente, no tratamento da psicose, usava-se a reserpina, um hipotensor que provocava depressão.

No tratamento do psicótico, o momento em que a pessoa entra em depressão é de fato um belo avanço: passamos do primeiro para o segundo nível, mas isso requer cautela!

É fundamental, na prática da vegetoterapia, que o trabalho com os olhos seja sempre seguido de "caretas", para ligar energeticamente o primeiro nível com o segundo. Isso porque nesses casos verifica-se uma estagnação energética na base do cérebro. O psicótico (ou mesmo o neurótico de cobertura no momento em que se toca o núcleo psicótico) tem a tendência a não verbalizar, mas não intencionalmente; a pessoa não é capaz de verbalizar porque não tem interação com o segundo nível.

Essa incapacidade de verbalização, como disse Mac Lean, é a incapacidade de "corticalizar" a situação energética da base do cérebro, de modo a ativar os centros da fala e, portanto, a sucessiva possibilidade de expressão.

Quero acrescentar que, com freqüência, uma das defesas do núcleo psicótico é enrijecer-se em outras posturas caracteriais. Se tivermos que lidar com um indivíduo compulsivo ou com um fálico-narcisista, sabemos que ele está se defendendo de um núcleo psicótico mediante um enrijecimento do pescoço e da segunda parte do pescoço, que é a parte superior do tórax.

Por que ao borderline parece conveniente regredir à situação psicótica e não à depressiva? Porque a situação psicótica é o momento, como diz Lupasco, da homogeneização, da desestruturação, em que evitamos a aproximação da morte voltando à situação do zigoto, à situação do óvulo fecundado, à condição intrauterina, como se, desta maneira, evitássemos biologicamente a morte... morrendo como eu.

Porém, para alcançar o nível dos olhos, o borderline precisa passar pela boca, que representa um momento depressivo, "suicida": portanto, se continua para o alto, vai em direção à morte biológica, se recua para defender-se na situação mística de tipo psicótico, deve viver a situação oral; isto é, praticamente corre o risco de buscar a morte com as próprias mãos, justamente a morte que tenta evitar indo para o alto!

Eis porque pessoas que têm uma condição fálico-narcisista se defendem (como explicarei melhor depois, quando falarmos da cobertura caracterial fálico-narcisista), preferindo a situação paranóica à depressiva. O fálico-narcisista atua automaticamente a passagem borderline, isto é, atravessa a boca sem deter-se: vai diretamente aos olhos e entra numa situação paranóica porque parar no nível oral é perigosíssimo; inconscientemente, propõe situações suicidas. Eis porque, quando há um núcleo psicótico, com freqüência encontramos tal situação: de recuo, dinâmica, no borderline; estática no psicótico; projetada para o alto no fálico-narcisista. De forma masoquista, paradoxalmente, este último encontra a própria resistência no medo de poder estar bem. Inconscientemente, o fálico-narcisista, assim como o histérico, teme o orgasmo, porque este é vivido como morte: teremos oportunidade de voltar a falar sobre isso.

No que se refere à instalação do núcleo psicótico, sabemos que este nasce no período fetal ou nos primeiros dez dias de vida por carência de contato, de comunicação, de calor, de amamentação, de maternagem: por uma rejeição que a criança percebe energeticamente. Mas qual é a diferença entre a psicose que explode por volta dos dezesseis, dezoito anos (a condição esquizofrênica geralmente explode nessa idade, isto é, na entrada da idade adulta) e a condição psicótica na criança autista?

A resposta é que a condição psicótica, a situação de rejeição, como no caso da criança autista, já está presente no período embrionário. Estou de acordo com R. Laing, quando se refere à vida intra-uterina em seu livro *Os fatos da vida*. Já falamos sobre a existência de um "eu" fetal que, se comprometido, provoca uma condição psicótica no nascimento. O seu advento é pré-natal, enquanto a explosão psicótica dos dezesseis, dezoito anos, remonta aos primeiros dez dias de vida (ou ao período fetal).

Penso que a criança autista pode melhorar, mas nunca poderá curar-se, já que o dano se deu no estado embrionário.

Nem a casuística nem a estatística apresentam nenhuma criança autista curada. Pelo contrário, constata-se que a psiquiatria oficial define como "estado dissociativo com cura com cicatriz", estado este que consideramos uma conseqüência de um dano biopsicofetal.

Segundo minha hipótese, "cura com cicatriz" significa que o dano, irreparável, foi intra-uterino, fetal, não embrionário.

O quadro geral da situação psicótica, de acordo com o ponto de vista energético, mostrou nessas pessoas uma alteração do funcionamento biofísico interno.

Mas o mais grave é a distorsão da percepção, que se revela no olhar ausente, na típica expressão de transe, de deslumbramento, muitas vezes com automatismos e estereotipias.

Que a percepção é distorcida é demonstrado ainda por outro sintoma: o da *flexibilitas cerea*. Algumas pessoas são capazes de fazer movimentos contorcionistas praticamente sem sentir dor. São capazes de assumir posições corporais tais que parecem efetivamente feitas de cera.

Além disso, nessas pessoas, podemos verificar fenômenos definidos como catalépticos. É preciso distinguir a catatonia da catalepsia: a primeira se manifesta no nível corporal, com imobilidade; a segunda se manifesta no nível psicológico: o cataléptico praticamente caminha dormindo.

Esses são distúrbios de base da situação psicótica e provocam os outros sintomas: desorientação, distúrbios do tempo e do espaço, dificuldade de fazer associações. Eis porque se fala também de dissociação: seja na vertente intelectiva, do desempenho, seja na afetiva. Mas o fato de não haver um equilíbrio entre potencialidade intelectual e afetiva não significa em absoluto que se trate de um distúrbio da inteligência. O que o psicótico tem é um grave defeito do tipo associativo.

Isso explica também a freqüente falta de significado na linguagem usada pelo esquizofrênico, que em psiquiatria é chamada "salada de palavras", com ausência de associação entre uma palavra e outra, conseqüente perda de significado e, ao mesmo tempo, uma perda de interesse pelo mundo externo. E quando digo "perda de interesses" me refiro também aos da esfera afetiva (o significado semântico da palavra "interesse" se restringiu na cultura contemporânea, ao contrário de tantas outras palavras, cujo significado se ampliou).

Geralmente se pensa que o psicótico não sofre. É enorme o sofrimento de quem não tem a possibilidade de entrar realmente em contato com o outro, de comunicar, de expressar-se. O medo obriga-o fechar-se ainda mais em si mesmo, até sentir-se numa situação de pânico extremo, que definimos como angústia psicótica.

Algumas atitudes do psicótico, que representam tentativas de sair da situação de sofrimento, são verdadeiras tentativas inconscientes de auto-cura: comportamentos, estereotipias, caretas. Alguns psicóticos fazem caretas continuamente, tentando inconscientemente ligar o primeiro nível ao segundo. Não é por acaso que, na vegetoterapia, utilizamos justamente caretas para ligar esses dois níveis.

Mas voltando ao bloqueio no nível dos olhos, é preciso distinguir quatro aspectos.

O primeiro, a que já aludimos, é a cisão entre percepção e sensação. A pessoa tem todas as condições de dar-se conta da própria sensorialidade, mas não a percebe. É capaz, por exemplo, de ouvir o som das palavras, mas não de percebê-las como mensagem. Isso é o que determina no psicótico os distúrbios de interpretação que comumente podemos observar.

Além disso, a auto-percepção depende da excitação que a pessoa tem no nível corporal: a excitação dá condições de auto-perceber-se. Isso na pessoa normal; mas no esquizofrênico não há seqüência "processo de excitação-percepção-consciência de si-auto-percepção". Eis porque, em certo momento, o psicótico perde a consciência dos próprios limites físicos: pode de fato sentir-se ao mesmo tempo um objeto e uma outra pessoa.

E quando o si está fragmentado, disperso, e na verbalização o paciente afirma "Sinto-me todo estilhaçado", isso é positivo. Significa que está tomando consciência da própria tendência a desagregar-se, isto é, de estar numa situação psicótica.

No momento em que sente que está para fragmentar-se, e isso o assusta, é justamente esse medo que vai lhe servir para não "se fragmentar": ou seja, o medo entra como mecanismo de defesa.

Quase todos, num certo ponto adiantado da vegetoterapia, dizem esta frase: "Sinto a unidade do meu corpo, sinto o meu corpo unido". É como se todos os pedaços do nosso corpo, finalmente, se unissem para alcançar a unidade harmoniosa.

Mas nos psicóticos a deterioração da consciência, portanto da auto-percepção, determina todos esses fenômenos de linguagem e associação, além do bloqueio afetivo.

Por quê? Porque a única maneira de poder sobreviver é agarrar-se ao instinto de conservação, que está ligado ao pescoço, à condição narcisista, para proteger energeticamente o reptiliano.

Freud e seus contemporâneos falavam de neurose narcisista, mas uma condição narcísica de base é sempre do tipo psicótico. A neurose narcísica, em si não, existe: existe uma defesa narcísica; aquela que se atua procurando ter o pescoço rígido, para manter a cabeça sobre o pescoço, sobre os ombros e não perdê-la completamente. Assim sendo, em várias pessoas, o bloqueio do pescoço é justamente um mecanismo de defesa para não cair num estado psicótico.

O grande medo, o terror do esquizofrênico, do psicótico, instalado que foi nos primeiros dez dias de vida, senão antes, em uma atmosfera de rejeição e ódio, é agora o pavor de viver, não digo de viver, mas de existir, pelo qual o psicótico é possuído. Ele se sente sempre ameaçado: a própria vida, para ele, não é um dom, mas uma ameaça.

No momento em que, no psicótico, o nível perceptivo-sensorial é muito marcado, justamente pela falta de limites, e se possui a tendência de se expandir como uma mancha de óleo, isso explica também o "desejo cósmico" do psicótico. De fato, pessoas com um grande núcleo psicótico revelam com freqüência e facilmente instâncias místicas, "cósmicas". Dessa maneira, através do misticismo, há possibilidade de controlar o núcleo psicótico, como no caso de alguns que, sem nenhum espírito crítico, dedicam-se à meditação transcendental.

O segundo aspecto da situação psicótica é uma certa flacidez do tórax, que quase não se move na respiração.

Era de se esperar que em um tórax flácido a respiração fosse caracterizada por uma certa expansão e contração toráxica, mas, neste caso, ao contrário, o tórax se move pouquíssimo.

Praticando massagem reichiana no nível alto, é fácil ter a sensação de que a pessoa é feita de borracha. É uma retenção de água que serve para neutralizar a energia negativa.

A água, de fato, tem uma função anti-D.OR e serve para neutralizar o excesso de energia, impedindo que se transforme em energia negativa, com todos os resultados nefastos que tal estagnação pode causar.

É o mesmo fenômeno que encontramos na celulite, e não é casual sua incidência no nível do pescoço nos homens, que na sua maioria são fálico-narcisistas, enquanto nas mulheres, mais de "caráter" histérico, ela é encontrada no nível da bacia.

O terceiro elemento a levar em consideração é o bloqueio diafragmático, sempre presente no psicótico. Trata-se de um bloqueio hiporgonótico: a energia concentra-se no reptiliano.

Nesse nível encontramos um elemento a que comumente não se dá importância e que Ferri considera fundamental: encontramos, no nível diafragmático, também a sede do umbigo e do plexo solar, fonte de energia. Relacionados com o umbigo estão: cordão umbilical, placenta, transmissão energética da mãe à criança: é a "grande boca", é a "oralidade" fetal.

O primeiro nível, para concluir, é fundamental para a evolução da personalidade: eis porque o indivíduo psicótico é como que privado de perspectiva, situação decididamente ligada aos olhos.

É importante sublinhar que o psicótico, freqüente e voluntariamente, mesmo tendo bloqueios ora hiporgonóticos ora hiperorgonóticos relativos, na realidade não tem uma couraça: se o neurótico é encouraçado, o psicótico é fluído, fugidio. Por isso, na terapia, é fundamental que o psicótico se encourace; isto é, o psicótico, para curar-se, deve tornar-se neurótico.

Mas se o psicótico, tornando-se neurótico, se cura, qual é então sua neurose?

A terapia do psicótico é uma maternagem; nesse novo nascimento é o terapeuta a figura da mãe, e o modelo que o terapeuta-mãe oferece é aquele agora assumido pelo paciente: o psicótico assume, portanto, a couraça do seu terapeuta, a sua neurose mesma.

Eis porque um bom terapeuta, um terapeuta consciente, na terapia de um psicótico, quando se dá conta de que o paciente assumiu sua neurose, deveria nesse momento tranqüilamente confiar essa pessoa, que era psicótica mas agora é neurótica como ele, a um outro terapeuta. Este trabalhará então com o paciente, assim como o primeiro terapeuta continua a própria terapia com o terapeuta de "manutenção".

Aspectos psicológicos do bloqueio nasal

A função dos olhos, do ouvido, da boca e da pele, não só como órgãos dos sentidos, é freqüentemente mais considerada que a do nariz. Talvez isso decorra do fato de que a anatomofisiologia do esquema do córtex pré-central, frontal e límbico ainda hoje é pouco conhecida, o que atribui ao sistema olfativo uma importância relativamente menor na organização da integração cerebral. Entretanto, as impressões olfativas são, ao contrário, um estímulo poderoso para as esferas psicomotora e afetiva.

Nas formas inferiores, as áreas olfativas do cérebro representam o esboço do córtex cerebral: no peixe, todo o hemisfério cerebral é constituído pelo córtex olfativo e, nos anfíbios, se encontra o primeiro aparecimento do lobo filiforme do cérebro, em que surge uma localização do olfato.

Nos mamíferos, em especial nos superiores, o córtex cerebral recobre completamente o cérebro olfativo, e isso contribui de maneira importante para a vida psíquica.

O olfato coopera com os outros sentidos ao realizar uma análise qualitativa dos odores e uma discriminação entre estímulos desejáveis e nocivos: vem daí uma ativação do sistema nervoso, com uma conseqüente variação do limiar de excitação para respostas específicas a estímulos específicos.

O sistema olfativo é parte dominante em todos os seres vivos, mas é parte subordinada em nós, primatas, em que há expressão e diferenciação do córtex cerebral, que atua sobre nossa cinestesia, isto é, sobre o nosso "sentir-nos" mais ou menos bem e sobre a disposição do nosso tônus afetivo.

Essa disposição e tônus afetivo foram definidos por Stark como "sentidos íntimos".

A estimulação do sistema olfativo está relacionada com farejar, contatar, saborear indiretamente ou ingerir os alimentos até chegar a uma incorporação também simbólica.

A função desse sistema, assim como a da visão e da audição, faz parte dos telerreceptores (isto é, nos coloca em condição de poder "sentir" algo que venha de longe) e está ligada ao paladar. Recordo, a propósito, que no conjunto dos elementos gustativos e olfativos, chamado pelos americanos de *flavour* e pelos franceses de *flaveur*, a via retronasal é preponderante: todos conhecem a anosmia transitória que acompanha o tão comum resfriado.

Do ponto de vista neurológico, o olfato utiliza os nervos trigêmio, facial e hipoglosso; as vias nervosas atingem o lobo límbico do cérebro e este lobo tem conexão direta com o hipotálamo, onde estão todos os centros da vida instintiva. Foi percebido que algumas alterações bioelétricas desses lobos correspondem a certos comportamentos psicóticos, em que a passagem ao ato ocorre porque não há integração das funções cognitivas e decisórias da vertente sensorial, isto é, não há intervenção de um eu consciente. A integração corresponde à passagem insensível do mecânico ao vivo, da lógica à inteligência.

Mac Lean define o lobo límbico como cérebro visceral, ligado ao comportamento e funcionamento psicobiológico infantil, com predominância nos pacientes psicossomáticos. Isso significa que o olfato influencia a dinâmica emocional.

O olfato, portanto, funciona conjuntamente com a audição, a visão e o paladar no recém-nascido, e o corpo da mãe impregna rapidamente sua sensibilidade, tanto que o odor está ligado à primeira respiração do recém-nascido: para cheirar é necessário inspirar, e se o sugar pode ser adiado, o olfato, ligado à inspiração, comporta a presença da realidade da vida e da realidade presente da mãe, mãe objeto total como processo e promessa de segurança.

A percepção de certos sabores e de certos odores no recém-nascido provoca movimentos mímicos que exprimem aversão ou prazer. Ficou provado que se injetada uma substância com muito odor em uma gestante ou em uma mãe que amamenta, a prole preferirá, por muito tempo, os alimentos caracterizados por esse odor. O feto, que ingere o líquido amniótico, se condiciona a certos sabores-odores e, provavelmente, isso vai ter uma influência na vida extra-uterina, determinando as preferências e rejeições gastronômicas.

Dolto considera que ouvir a voz materna, receber o ritmo biológico da mãe (e eu acrescentarei: percebê-la visualmente), "sentir" seu odor, são meios utilizados pelo recém-nascido para perceber sua aproximação ou seu afastamento.

Bernard acrescenta que se o odor do corpo materno foi "realizado" perfeitamente no momento da mamada e da manipulação, isso significa que o olfato é de fato constituinte da relação afetiva, e não um simples instrumento de percepção ou um fenômeno de substituição.

Todos os mamíferos (não certamente o homem adulto atual) se procuram e se reconhecem pelo odor: observa-se no mamífero humano que, no nascimento, após um parto natural realizado com amor, quando o recém-nascido é colocado com cuidado sobre o corpo materno, antes de ser cortado o cordão umbilical e enquanto se iniciam os primeiros atos respiratórios, ele procura o mamilo com o faro e, ao encontrá-lo, logo se agarra a ele, e esse contato inicial, sensorial e sensual, sendo prazeiroso, é uma premissa para o desenvolvimento posterior da genitalidade, na medida em que a função respiratória do nariz (inspiração e expiração nasal profunda) canaliza a energia para o sexto nível, o abdominal, que é a porta de entrada para os órgãos do nível da pélvis, isto é, a região genital.

Recentes observações da neuropsicologia confirmam que um gato ou um rato, nascidos cegos, encontram o mamilo graças ao seu odor. Os animais, portanto (o homem também o é!), têm desde o nascimento um olfato atuante e funcional, a tal ponto que, se com uma lavagem acurada priva-se de odor o mamilo, sua procura é infrutífera!

Porém, observações ulteriores da primeira mamada de um gatinho demonstram que, após um percurso aleatório, ele chega "por acaso" ao mamilo e, em seguida, reproduz cada vez melhor o mesmo percurso. E então? Então isso significa que a primeira coisa a ser memorizada não foi o odor (isso introduz o parâmetro do inato e do adquirido), mas a seqüência cinética e cinestésica da locomoção: é portanto o esquema corporal, e não o estímulo olfativo, a primeira referência.

Isso não significa que a referência olfativa não exista, mas que ela é secundária, por condicionamento, depois do estímulo incondicionado somestésico, isto é, do conjunto da sensibilidade tátil, cinestésica e proprioceptiva.

É portanto no esquema corporal que se origina toda a sensorialidade para reconhecer o mundo externo: em sua origem encontra-se a organização sensório-motora da contração muscular, com a contrapartida proprioceptiva e cinestésica. Esta é a fase em que a mãe percebe os primeiros movimentos, no 4º mês de gravidez; com as primeiras integrações sensoriais de que o cérebro é capaz, inicia-se para o feto, aos cinco meses, a vivência do esquema corporal, que hoje se define como "eu" fetal. No entanto, o odor, junto com o som da voz e com o ritmo corporal da mãe, representam uma das impressões originárias que determinam a intensidade e a riqueza das potencialidades expressivas da sensorialidade arcaica.

Essa função estruturante da expressividade é hoje perturbada pelos efeitos provocados pela sucessão de "amas de leite" e de pessoas (babás, enfermeiras) que se ocupam do recém-nascido já separado da mãe, que muitas vezes começa a trabalhar antes do momento biologicamente oportuno.

Cria-se, dessa forma, uma dicotomia no nível do olfato (e também da audição e da visão), determinando uma situação definida como "bloqueio" (neste caso, bloqueio nasal) que incide profundamente na formação do caráter: o uso de perfumes, desodorantes etc., altera também essa primeira relação de contato e comunicação olfativa da criança. Isso confirma a validade de uma maneira diversa de contatar a criança, como a das mães africanas, em relação à "civilização ocidental".

O contato olfativo-afetivo entre mãe e filho foi também verificado em neuropsicologia, nas experiências em que mães vendadas puderam reconhecer, pelo olfato, o próprio filho entre diversas crianças, e vice-versa para os lactantes, por meio de tampões de gaze impregnados do odor materno. Assim como no uso do perfume etc., se houver um contato olfativo substitutivo, também para a visão e a audição, é uma compensação substitutiva a procura dos adultos por um certo tipo de música "barulhenta" acompanhada de luzes fortemente estimulantes, como ocorre quase sempre nas discotecas.

Não é por acaso que hoje assistimos a necessidade social de reanimar tal sensorialidade em prol da expressividade, com a moda das atividades de animação ou mesmo de reeducação, em oficinas e vários tipos de terapias corporais centradas na expressão corporal.

Prosseguindo nossa exposição direi que, se na pulsão oral é necessário distinguir como a necessidade é expressa pela função da faringe (fome, sede) e o desejo, pela função da laringe (grito, palavra), isso significa que existe, em definitivo, um processo dialético entre olfato e emissão de som (grito). De fato, para gritar, para exprimir o que deseja, a reclamação, a criança tem necessidade de expirar e, no momento em que expira, renuncia fisiologicamente ao olfato, que é também uma renúncia à inspiração. A renúncia ao olfato comporta uma renúncia ao prazer passivo, que é próprio do olfato, mas lhe permite a recuperação do "odor materno real", no sentido ativo e portanto de comunicação. Comunicação = ação recíproca do dom = troca.

O odor de uma pessoa é tão peculiar como as impressões digitais, e os cães farejadores da polícia, em particular, bem que provam isso!

A relação odor-olfato e sexualidade é evidente nas preliminares de acasalamento entre os mamíferos, tendo-se verificado que o odor emanado pelas fêmeas durante a ovulação torna-as mais desejáveis ao macho. É recente a descoberta dos ferormônios, secretados com o suor, que funcionariam como chamariz sexual, dos quais o consumismo já se apropriou com ofertas de *spray* para mulheres e homens a fim de torná-los mais desejáveis!

Tendo presente o que foi dito até agora em relação à somatopsicodinâmica, o bloqueio nasal, que como todos os outros pode ser hiporgonótico ou hiperorgonótico, segundo falta ou excesso de energia, determina, como atitude caracterial, três aspectos fundamentais:

1) atitude de desafio como defesa — traço de caráter de uma pessoa que habitualmente se reprime e se posiciona para estabelecer distância ou separação, isto é, ruptura de contato, como compensação;

2) excessivos pseudocontatos — são reprimidas a naturalidade e as necessidades primárias;

3) defesa intelectual inconsciente (racionalização) — leva as pessoas a acreditarem que estão em posse de todo o bem que há no mundo e, portanto, que "têm dentro" o patrimônio de tudo quanto é bom, bem e válido.

A característica desses três elementos do bloqueio afetivo é pois a defesa contra a depressão, que acompanha a repressão das necessidades naturais, com crença inconsciente de possuir tudo que é bom e positivo. O tônus emotivo dessas pessoas é, portanto, a depressão, e uma de suas características é a resistência à terapia, resistência difícil de superar porque, no momento em que se renuncia à naturalidade e às necessidades primárias, se está praticamente morto, e quem está morto não tem necessidades. É difícil que aquele que tem uma postura de desafio como defesa coopere, pois quem tem em si todo o bem, tudo que é positivo... não tem necessidade de terapia!

Essas pessoas sempre dizem: "Eu não preciso de terapia", porque narcisicamente acreditam ser os expoentes de toda a validade existencial. Tal defesa está ligada a uma condição rígida do sistema neurovegetativo simpático e os traços secundários do caráter são: idealização e inveja, ligada aos olhos, os quais vagueiam e tendem a agigantar cada coisa; e possessividade, mais do que ciúme, ligada à boca. Eis porque encontramos sempre esses níveis mais ou menos bloqueados. Clinicamente, podemos definir essas pessoas como *borderline* e, em geral, dizemos que têm "o nariz para cima".

Uma função saudável do olfato, isto é, em que não se verificou bloqueio olfativo, determina o traço da personalidade que corresponde à aceitação e à condescendência, requisitos que encontramos também em uma função saudável do ouvido. Isso se explica porque, no período fetal, o líquido amniótico se introduz nas cavidades da cabeça, nos canais olfativos e auditivos e o feto aceita essa intrusão sem mal-estar. Quero sublinhar que qualquer função fisiológica adequada ao indivíduo não pode, obviamente, ser incômoda para ele: se é fisiológica, não é incômoda!

Sobre o aspecto patológico, é oportuno recordar a facilidade de certas crianças para se resfriarem, característica ligada à necessidade dessas crianças de "se salvarem", para pelo menos permanecerem em contato consigo mesmas: não havendo possibilidade de um contato real externo, se colocam mediante um resfriado em contato com elas mesmas. A voz anasalada de alguém resfriado é a voz de quem, naquele momento, tem necessidade de estar em contato consigo mesmo, porque, se perder também esse contato, corre o risco de entrar em crise.

Sabemos que a mucosa nasal é facilmente congestionável e erétil, e isso, do ponto de vista energético, significa que a estase energética da congestão nesse nível alto corresponde a uma deficiência energética em um nível baixo.

A estrutura da mucosa nasal é semelhante à dos corpos cavernosos do pênis ou do clitóris, e isso explica como certas pessoas sexualmente excitadas têm necessidade de espirrar: o espirro, expressão de excitação, acontece quando há um brusco deslocamento energético do sexto para o primeiro nível.

Temperamento — caracterialidade oral

É principalmente no comportamento que essa categoria de indivíduos manifesta sua constelação biológica do temperamento coberta pelos aspectos caracteriais de tipo oral.

O "caráter oral", no sentido pleno do termo, na realidade não existe: comportaria um estado de depressão estável, cujo modelo reencontramos na depressão anaclítica dos lactentes, que conduz à morte. Em vez disso, devemos falar de traços caracteriais orais, individualizáveis em cada tipo caracterial e, em psicopatologia, especialmente nas formas de anorexia mental. Esses traços de tipo oral têm origem nos primeiros três ou quatro meses de vida e podem conduzir a situações psicóticas quando há um fluxo energético na direção dos olhos, ou pode ocorrer em formas borderline se, ao contrário, a situação energética se deslocar para o nível do pescoço e do tórax alto.

Na minha experiência, tenho constatado que, por exemplo, a rupofobia, medo da sujeira, é uma forma de psicopatologia que na realidade subentende uma situação oral muito grave, a exemplo de tantas outras atitudes que, clinicamente, se manifestam apenas no sentido comportamental, isto é, no sentido de ação e reação perante situações existenciais.

Aspectos borderline passam freqüentemente despercebidos: muitas pessoas aparentemente normais são na realidade borderline e somente após surgirem situações frustrantes graves, estressantes, tornadas crônicas, sua depressão se desloca para os olhos. Essa passagem, como já foi dito, é uma tentativa de fugir da situação depressiva, muito mais temida, e que pode provocar impulsos suicidas. Num certo momento, portanto, parece preferível um deslocamento energético no nível dos olhos, para o alto, geralmente por meio do álcool ou da droga, e até mesmo de uma verdadeira destrutividade. A droga e o alcoolismo exprimem impulsos suicidas.

Os traços orais são caracterizados fundamentalmente pela dificuldade de contato, seja do tipo passivo (dependência) ou do tipo ativo (agressividade oral).

Esses traços caracteriais básicos podem ser individuados facilmente através dos quatro *actings* da vegetoterapia relacionados com a boca: boca aberta, sucção, mastigação e mostrar os dentes.

Hoje é bem difícil encontrar uma pessoa que não tenha traços orais, que tenha superado plenamente a fase oral, ligada à boca; qualquer situação de depressão, de frustração, de perda afetiva provoca sempre uma reemergência de traços orais. É dificílimo, de fato, que se verifique uma aceitação da realidade frustrante de forma tão total. Parece-me muito importante o aspecto depressivo que certas crianças apresentam quando reclamam entediar-se ou não saber o que fazer. Uma criança, teoricamente, nunca deveria entediar-se, porque tem um mundo inteiro a descobrir; se diz que se entedia, então é porque provavelmente tem uma situação oral não resolvida, e, portanto, um núcleo de tipo depressivo. Tal sentimento depressivo ligado à perda ou frustração, ou a um estresse, de um ponto de vista anatômico funcional, portanto somatopsicológico, refere-se à boca; são a insatisfação ou a perda do seio materno (primeiro objeto de "amor") que colocam o recém-nascido em condições de sofrer pela falta ou pela perda. Assim, a insatisfação ligada ao aleitamento ou ao desmame prematuro e à relativa perda do seio materno gera o que chamamos de "depressividade" do indivíduo, que marcará toda sua existência.

Certamente é necessário distinguir os aspectos da insatisfação dos da frustração ligados à perda do seio: a falta ou a insatisfação no aleitamento determinam uma tendência à depressão em certas situações; ao contrário, naqueles que sofreram um desmame brusco, determina uma forma raivosa de reagir. A raiva é uma tentativa inconsciente de autoterapia: de uma certa forma, a raiva serve para evitar a depressão.

Nesse sentido, faremos uma breve referência a uma biopatia: o câncer está, na realidade, ligado à uma situação depressiva, que o indivíduo não foi capaz de superar através da raiva e que, no fundo, aceitou, resignando-se. Podemos dizer que a raiva diante de uma frustração ou de uma perda nos preserva da situação extremada do câncer; neste caso não é a pessoa que se enraivece e "age como louca", são as suas células que enlouquecem e produzem a neoplasia, isto é, a loucura celular. Portanto a repressão da depressão se soma à raiva, que conduz, no final, à resignação. A depressão resignada é o elemento desencadeador da neoplasia.

O modo de reagir do oral — com depressão ou com raiva — leva-nos a distinguir dois aspectos caracteriais orais: o oral insatisfeito e o oral reprimido. O oral insatisfeito é a pessoa que no fundo sempre esconde a situação depressiva, mas como é plenamente consciente dela, procura compensá-la com alimento, álcool, fumo ou qualquer substituto que possa dar-lhe pelo menos um mínimo de satisfação no nível oral. Nos casos mais graves, o oral insatisfeito, para não cair em depressão, pode escorregar "energeticamente" para o alto em situações psicóticas. A inveja está ligada à "ocularidade" do oral.

Ao contrário, um desmame brusco pode estar na base de formação do caráter oral reprimido, isto é, de uma pessoa que foi obrigada a comer, morder, usar os dentes antes de ter descoberto o prazer da função. Nesses casos, são pessoas que freqüentemente falam por entre os dentes e têm o queixo quadrado devido à uma tensão crônica dos músculos masséteres: pessoas raivosas e mordazes.

O indivíduo raivoso contido, o oral reprimido, não tem consciência desse aspecto depressivo e cronicamente se defende dele por meio de um comportamento reativo raivoso.

A defesa do "trincar os dentes e ir adiante" faz com que toda a energia se retire do terceiro nível (pescoço), que se enrijece. E é por isso que geralmente o oral reprimido tem um traço narcísico muito forte, mostra obstinação e, muitas vezes, uma atitude de defesa e desprezo por tudo que possa estar relacionado à psicologia, e mais ainda à psicoterapia. Declara sem hesitação (falando entre os dentes com o maxilar rígido): "Eu não preciso de psicoterapia e sei muito bem o que quero".

É, pois, possível que, no momento em que acontece um refluxo energético para o alto, esse caráter assuma uma atitude do tipo paranóico paranóide — como, por exemplo, o da interpretação "*Cícero pro domo sua*" — muito fácil. Além do mais, é comum que esta pessoa, mais do que ciumenta, seja possessiva. A propósito, faço uma distinção entre ciúme e possessividade.

A manifestação do ciúme está ligada a uma situação depressivo-ansiosa, na qual o sujeito, para descarregar a ansiedade, começa a fantasiar sobre a pessoa amada, dando forma a um filme fantasmagórico e recorrendo a atos compensatórios como fumo, bebida etc.

A pessoa possessiva, pelo contrário, costuma ser um oral reprimido: nunca admitirá ser possessiva por causa do seu traço narcisista, que pode ser localizado no nível do pescoço. Diz: "Meu companheiro saiu com outra? Tanto faz, porque sempre volta pra mim!". É essa segurança do tipo paranóico que, podemos dizer, caracteriza o possessivo. Podemos desejar, para seu bem, que no momento em que perde o objeto amado possa aceitar a depressão: seria a sua salvação; ao invés, se reage de forma paranóica, é muito difícil poder recuperá-lo.

Além desses traços caracteriais de oralidade insatisfeita e de oralidade reprimida, consideremos outros aspectos psicopatológicos, que sempre fazem parte do quadro depressivo: refiro-me principalmente ao aspecto maníaco-depressivo. A característica do maníaco-depressivo é a alternância de fases depressivas e fases maníacas, euforia e depressão. Trabalhando em vegetoterapia com essas pessoas, tenho constatado claramente que, no *acting* da lateralização do olhar, revelam uma incapacidade de morder junto a um desejo de sugar. O maníaco-depressivo, na fase maníaca, se encontra de fato com o olhar voltado para a direita e para a esquerda, como se quisesse agarrar tudo com o olhar: portanto uma situação de defasagem da lateralização, que deveria estar ligada ao morder, e da sucção, que deveria estar ligada ao *acting* da convergência (ponto fixo-ponta do nariz), à identificação e desidentificação.

Um outro aspecto relacioanado à fase oral é o da chamada depressão críptica: algumas pessoas reclamam de cansaço, insônia, inapetência, mas quanto ao humor, não manifestam sinais de tipo depressivo. São pessoas que têm, como se costuma dizer, "esgotamento nervoso".

Mas esgotamento nervoso não existe, é uma invenção utilizada por médicos, farmacêuticos e pela mídia; é o que na realidade a psicopatologia define como depressão críptica (depressão oculta). Neste caso, como na psiconeurose, acontece que o aspecto oral é alimentado por um bloqueio do pescoço, bloqueio narcísico, que induz a pessoa a nutrir-se energeticamente às custas do pescoço, mantendo a cabeça bem firme sobre os ombros, em uma situação permanente de *self-control*, naturalmente inconsciente. Essa tensão tornada crônica deixa-a verdadeiramente cansada, por ter toda a musculatura tensa; quando, no fim do dia, essa pessoa vai dormir, está mais que cansada, está fatigada: tanto que com freqüência sofre de insônia.

Um certo tipo de terapia energizante, por exemplo, à base de mel de abelha e de extrato de córtex suprarrenal, em última análise revela-se contraproducente, porque não faz mais que reforçar a tendência reativa que a pessoa utiliza para não se deprimir.

O traço caracterial oral, como já foi dito, está presente em todos os outros tipos de "caráter", particularmente no histérico.

No curso do desenvolvimento psicoafetivo, a passagem do caráter maduro à genitalidade acontece imediatamente após ter superado satisfatoriamente a situação oral de base.

Na vegetoterapia, muitas vezes acontece que o trabalho na boca provoque reflexos no nível da pélvis, como excitação, ereção, lubrificação vaginal, e isso confirma precisamente a passagem da oralidade à genitalidade: da boca para à pélvis.

A satisfação, o prazer e o amor, que são próprios da fase oral e relacionados ao aleitamento, deveriam ser deslocados para outro aspecto corpóreo, os genitais, como expressão satisfação, nutrição, calor, amor etc. No caráter histérico, encontramos com freqüência dois aspectos opostos de tipo oral, que são, em particular para as mulheres, a frigidez ou ninfomania: duas faces da mesma moeda. A frigidez, no caso da deprimida insatisfeita; e a ninfomania, na depressiva reprimida, que faz amor com uma certa raiva e nunca está satisfeita. A condição histérica cobre a oralidade de base.

Em outras palavras, o histérico, seja homem ou mulher, nutre a própria oralidade por meio da sexualidade e, no momento em que supera o traço caracterial oral residual e passa à situação genital, biologicamente obtém da genitalidade, não o prazer, mas a alegria da satisfação.

Em uma situação orgástica, a necessidade de fazer amor torna-se, em um certo momento, desejo de fazer amor, que também pode ser postergado: a necessidade, ao contrário, impõe e exige uma satisfação imediata.

O comportamento depressivo de fundo, o núcleo do histérico, é oral, de tipo reativo; portanto, toda situação depressiva reativa é temporária, pode ser facilmente compensada e está sempre ligada a uma frustração, a uma perda que, em termos de teste de realidade, são em última análise aceitáveis. Assim, no que diz respeito aos aspectos depressivos reativos, podemos tomar como referência o bloqueio da pélvis dos histéricos, que apresenta um resíduo, uma tensão, mas não um bloqueio no nível oral.

Concluindo: todos os aspectos depressivos reportam à situação oral; caracterialidade oral, como foi dito, não existe no sentido puro, mas nós a encontraremos sempre em todos os outros tipos caracteriais.

Sabemos que um caráter puro não existe, que é sempre resultado de uma estratificação: em qualquer aspecto caracterial, se for retirada uma camada, imediatamente se encontra uma outra.

Por isso, a solução desses aspectos, que são a raiz da caracterialidade, permitirá dissolver mais facilmente os bloqueios localizados nos outros níveis.

A maturação funcional da oralidade permite à pessoa poder administrar os aspectos comportamentais do seu temperamento e abre caminho para um tratamento adequado dos aspectos caracteriais estabelecidos biograficamente com a muscularidade no curso do desenvolvimento psicoafetivo.

O aleitamento prolongado além dos nove meses provoca o estabelecimento da caracterialidade chamada "passivo-feminina". Passividade *não* é receptividade, e "feminina" é persistência da identificação com a mãe.

Narcisismo e caracterialidade

O pensamento reichiano indica a sede somatopsicológica do narcisismo e do eu como localização anatômico-funcional do pescoço e do tórax alto (terceiro e quarto níveis).

Os primeiros três níveis são considerados níveis pré-genitais e a neuromuscularidade, ligada à formação da caracterialidade, no momento em que se torna funcional, exprime um aspecto caracterial.

Isso significa que, no nível do pescoço, o aparecimento do narcisismo se desenvolve de maneira consciente com a instauração da mobilidade, isto é, a partir do nono mês de vida, primeiro de forma reativa, inconscientemente, e, depois, em torno dos dois anos de vida, de maneira ativa, consciente.

Durante a vida intra-uterina e neonatal, não há narcisismo como proteção e/ou defesa do perigo, mas uma condição de reação automática para assegurar uma homeostase vital, baseada nos mecanismos neuro-hormonais e neuro-humorais.

Realiza-se, então, uma estruturação — diferente para cada indivíduo, dependendo da hereditariedade — do aspecto temperamental intimamente ligado àquilo que será definido como instinto de conservação, expressão da vitalidade do cérebro reptiliano (R-complex).

É, portanto, um "narcisismo" primitivo, fisiológico.

O narcisismo (que remete ao mito de Narciso) liga o pescoço ao instinto de conservação: é evidente que, quando caímos na água (como Narciso!) temos necessidade, para respirar, de sustentar a cabeça fora d'água tensionado o pescoço, como mecanismo de defesa. Mas, se uma vez passado o perigo, não sendo a defesa mais necessária, persistir a tensão no pescoço, teremos a instalação de um narcisismo de tipo secundário, o que determina um aspecto psicopatológico, caracterial.

A atual historicidade humana, infelizmente, leva todos a atuarem esse tipo de narcisismo, que está ligado às diferentes manifestações caracteriais: oral, compulsiva, fálica, histérica, conforme os níveis corporais bloqueados.

No pescoço está localizado o aspecto psicológico do *self-control* que, quando se torna crônico (e um certo tipo de "educação" o exaspera), o impede, pela rigidez psicológica (não apenas física), de poder assumir uma conduta de humildade, de humanidade e de humor (os três H) e de poder abandonar-se a si mesmo e ao outro.

Portanto, o nível do pescoço, incluindo a cintura escapular (assim como a pélvis inclui a cintura pélvica), se bloqueado, provoca a impossibilidade de abandonar-se, por causa do *self-control*. E como a cintura pélvica está sempre envolvida, esta é a razão pela qual a pélvis apresentará dificuldades funcionais, a ponto de impedir o abandono orgástico e, nas mulheres, impede também um fácil desenvolvimento do parto.

O bloqueio "narcísico" do pescoço é responsável pela soberba, pelo orgulho (em geral confundido com dignidade), pela vaidade e pela obstinação. É por causa desse bloqueio que, em certas caracterialidades, a competitividade e o carreirismo se fazem presentes. Um certo tipo de educação e a competição esportiva reforçam o narcisismo.

Tais aspectos narcísicos estão mais ou menos distribuídos nas diversas caracterialidades, como será ilustrado mais adiante.

O componente narcísico age profundamente sobre o eu, e particularmente sobre o inatingível "ideal do eu", que é expressão de um "eu fraco" (ancorado no tórax alto) e que privilegia, acreditando-se "forte", o papel (social) ao invés da genuína função da identidade do eu biológico. É esse aspecto que provoca o fenômeno da ambivalência, ligada ao componente latente de homossexualidade do qual somos todos mais ou menos portadores.

Uma acentuada condição narcísica é responsável pela eritroposopia (o rubor pode facilmente transformar-se em eritrofobia) que encontramos na falsa humildade do exibicionista. Quando tais pessoas são tocadas, na sua suscetibilidade ou no seu ponto fraco, toda a energia da pélvis se dirige para o alto, provocando o enrubescimento do pescoço e do rosto; a ostentação do eu fraco, reprimido, reaparece através do rubor, indício de falso pudor.

A ambivalência narcísica tem suas origens numa situação oral reprimida (mastigo ou não mastigo!).

Outro aspecto narcísico é a sedução, que tem como finalidade o desejo de poder, e não de potência! O "narcisista" (oral, fálico, anal, histérico) tem necessidade de demonstrar seu poder para compensar uma carência de potência devido à sua angústia; angústia que é sempre de "castração" e que o impede de ligar-se realmente a um parceiro.

O contato com o outro é, portanto, um pseudocontato, pois não foi amadurecido um bom contato consigo mesmo através do fenômeno fisiológico da masturbação.

Freqüentemente, de fato, encontramos no narcisista uma certa "distância" da masturbação. O medo da masturbação é a causa da sexofobia, nascida da sexo-repressão. A sexo-repressão origina-se de uma oralidade reprimida, que se segue a um mau desmame, que frustra a sexualidade oral do aleitamento.

Ao contrário, a masturbação é o mecanismo fisológico de descarga da energia excedente (quando não há possibilidade de uma descarga através do coito—coito = co-ir = ir junto) e está presente em todos os animais de sangue quente (inclusive os pássaros!), em todos os mamíferos (os golfinhos, mamíferos, se masturbam).

O traço caracterial primitivo do narcisismo é alimentado pela energia retirada do segundo nível (boca) — o que explica uma tendência à depressão nessas pessoas — compensada às vezes com droga ou com álcool.

As manifestações de ostentação e presunção são mecanismos de compensação no narcisismo, ligadas ao seu sentimento de onipotência e de onisciência. Também é característico seu perfeccionismo que, junto com os outros componentes, provoca a presença de um superego ligado ao pescoço, gerando um severo julgamento sobre si mesmo. Isso explica porque o narcisista é um insatisfeito consigo mesmo, e a tendência a adquirir o que chamamos de "complexo de Atlas". A pessoa, por uma vaidosa presunção, "carrega" nas costas a responsabilidade do mundo inteiro e vive para o papel, para os outros. Viver para o papel — considerando que os "papéis" existirão sempre — inconscientemente determina a ilusão de ser imortal! Isso confirma, indiretamente, a "necessidade" de ser ambicioso.

Um forte componente narcisista é encontrado nos indivíduos borderline, nos quais o egoísmo é indício de um acentuado narcisismo, de um auto-enamoramento capaz de antepor o si mesmo a tudo e a todos.

A condição psicológica do narcisismo, nos seus vários aspectos, apresenta-se, em maior ou menor percentual, em toda caracterialidade. Isso significa que está sempre presente no caráter neurótico, isto é, no homem "normal" (não sadio!). Prova disso é a vasta difusão da artrose cervical, índice do bloqueio muscular do pescoço.

A energia do narcisista é, constantemente, como observava Freud, investida e reinvestida nele mesmo, em um "solilóquio autocelebrativo". Isso explica, em algumas caracterialidades, a arrogância e o querer ser depositário da verdade.

O seguinte esquema se integra à classificação de Ferri, na psicopatologia funcional, na distinção do narcisismo que teve origem no I°, II° e III° campos.

NARCISISMO FISIOLÓGICO	NARCISISMO AFETIVO	NARCISISMO RACIONAL-AFETIVO
Primitivo	Principal	Secundário
Temperamental	Temperamental/caracterial	
Níveis 1-2	3-4-5-6-7	1-2-3-4-5-6-7
R. Complex	Límbico	Neo-córtex
I° Campo	II° Campo	III° Campo

É a partir do funcionalismo do terceiro nível (pescoço) e do quarto nível (tórax alto) que, biograficamente, deixa-se a pré-genitalidade e entra-se na pseudogenitalidade. É com a estruturação relacionada aos bloqueios dos outros níveis que encontramos os aspectos marcantes da caracterialidade de um indivíduo.

Em tais caracterialidades, portanto, são encontrados aspectos da pré-genitalidade não superada, com um componente narcísico sempre presente.

Partindo dessas premissas, pode-se proceder a uma classificação da psicopatologia caracterial de acordo com seus traços marcantes como manifestação dos bloqueios primitivos, principais e secundários (em relação ao seu aparecimento biográfico) e da sua importância no contexto da somatopsicodinâmica.

O funcionalismo do terceiro e quarto níveis está relacionado à identidade biológica do eu; um eu biológico carente e ambivalente é expresso na homossexualidade. A existência do timo (no tórax) caracteriza a fonte imunitária que é a característica biológica do eu.

Traço caracterial masoquista

Depois de ilustrar a importância do terceiro e quarto níveis corporais (pescoço e tórax alto) como zonas de localização do narcisismo, ambivalência, identidade biológica etc., fundamentais na gênese da caracterialidade, encontramos o quinto nível: o diafragma.

A funcionalidade mais ou menos bloqueada desse músculo vital determina aspectos psicológicos característicos, que se expressam com masoquismo.

O bloqueio hiporgonótico do diafragma, zona chamada de "grande boca" em psicopatologia funcional, é encontrado sempre que há um núcleo psicótico no indivíduo, e provoca o masoquismo primário. Não compete à caracterologia, mas à psicopatologia, a descrição desse tema.

Mas é importante ilustrar por que, no bloqueio hiperorgonótico do diafragma, se localiza o masoquismo, comum a todas as caracterialidades.

À parte ainda será mais especificado porque se pretendeu contrapor o sadismo ao masoquismo como tão-somente uma interpretação cultural originada de uma visão simplista de uma observação de Freud: o sadismo e o masoquismo são aspectos psicológicos que podemos encontrar juntos, *mas nem sempre*, nas diversas caracterialidades. Há vínculos qualitativos e quantitativos entre masoquismo e sadismo, mas sua gênese somatopsicodinâmica é diferente, como é diferente, segundo a ancoragem corporal, a manifestação caracterial.

Em outras palavras, masoquismo e sadismo podem *também* coexistir, mas não necessariamente, e podem apresentar-se com diferentes graus de qualidade e quantidade.

Localizar o masoquismo no diafragma significa ligá-lo à fisiologia da respiração.

O músculo diafragmático começa a funcionar com a vida extra-uterina, como uma bomba para a respiração na qual intervêm indiretamente os músculos espinhais, escapulares, occipitais e costais. Por isso há também uma respiração (inspiração) começando pela nuca (ligando o pescoço-diafragma também no sentido psicológico). O importante para a expiração é a ligação diafragma-abdômem através do músculo transverso; na respiração, contribuem também os músculos da pélvis (o períneo é chamado diafragma inferior); dessa forma há também uma respiração pélvica, o que confirma a ligação diafragma-pélvis.

A origem do masoquismo está em cada emoção capaz de provocar ansiedade, isto é, um certo tipo de medo.

A ansiedade origina-se de um estímulo que atinge, principalmente, os telerreceptores e se descarrega, através do sistema nervoso neurovegetativo, nos músculos respiratórios, particularmente no diafragma, bloqueando sua funcionalidade. A ansiedade é sempre uma ansiedade de espera. Mas espera de quê? Espera de alguma coisa que pode provocar uma situação desagradável: a punição, a dor, a morte.

Sabemos que o medo de morrer, tão difundido, do ponto de vista energético, é medo do orgasmo, ou seja, de se deixar levar, de abandonar-se completamente ao parceiro, de "morrer" no outro, como dizem os hindus, perdendo por um momento o controle (*self-control* narcísico do pescoço) e a consciência do eu. Isso equivale a um estado de "dispersão cósmica", como numa situação de desmaio, que é uma morte aparente, temporária. O desprazer de morrer é diferente do medo de morrer!... A vida é um... hábito!

O bloqueio diafragmático, que também pode ocorrer por ansiedade devida a sentimentos de culpa inconscientes, é tão difundido a ponto de ser utilizado pela publicidade cinematográfica, com o *slogan*: "Este filme é de tirar o fôlego!". Essa mensagem impele o masoquista "normal" a assistir o filme porque assim poderá autojustificar sua condição ansiosa, ignorando, porém que ela é crônica!

Freud ligou o masoquismo ao conceito de instinto de morte, mas Reich sustentou que o instinto de morte nada mais era senão uma condição de angústia orgástica, uma pulsão.

Na vegetoterapia caractero-analítica, quando se chega a uma condição de "desbloqueio" do diafragma, aparecem movimentos involuntários pré-orgásticos que costumam provocam no sujeito manifestações de angústia.

Reich assinalou que o masoquismo é uma reação secundária, porque o indivíduo reprimia os movimentos que pudessem desencadear uma descarga energética orgástica como mecanismo natural da sexualidade genital. Praticamente, não há uma tendência biológica ao desprazer, como presumia Freud, e o masoquismo é a reação ao medo de morrer. O medo de morrer é a característica que acompanha todos os neuróticos, ou seja, todas as pessoas "neuroticamente normais", temerosas do orgasmo.

No masoquismo também está presente o medo de explodir: a atitude caracterial masoquista é de implodir, isto é, tolerar, se "chatear", mas, como acontece com aquela última gota que faz transbordar o copo, num certo momento o masoquista, saturado de sua própria auto-agressão, explode e, às vezes, a explosão é gravemente destrutiva, para ele mesmo e para os outros.

Quando Reich escreveu sobre masoquismo nesses termos, foi acusado por Freud de ter publicado tal coisa por ordem do partido comunista. "Se admitimos que o masoquismo é um fato biológico, devemos também admitir, como natural e irreversível, a condição de servo e de patrão, de autoritário e de gregário, de quem é escravo e aceita masoquisticamente a condição de escravo, e portanto toda a classe trabalhadora fica sem nenhuma possibilidade de recuperação, assim como todas as pessoas que efetivamente aceitam masoquisticamente certas situações sociopolíticas."

Na realidade, o sofrimento humano, afirmava Reich, e isso é válido ainda hoje, não se deve a uma determinação, a uma vontade biológica, inata, mas a situações causadas pelos efeitos desastrosos de um certo tipo de educação, pelas condições sociais, econômicas e culturais sobre o aspecto biopsíquico de cada indivíduo desde a vida intra-uterina, perturbando a evolução psicoafetiva.

O indivíduo bastante saudável percebe algumas coisas como desprazerosas, enquanto o masoquista percebe inconscientemente as mesmas coisas, senão como prazerosas, pelo menos como fonte de prazer!

Isso confirma a angústia orgástica do masoquismo, pois o estímulo excitante é vivido como uma excitação desagradável, porque ele não poderá ser descarregado com o orgasmo.

Mas uma excitação que não tem a possibilidade de descarga se transforma numa agitação que é desagradável: o masoquista é aquele que é capaz de transformar o prazer em desprazer.

Como o masoquista é alguém que sofre e faz sofrer, sempre se pensou que masoquismo e sadismo fossem aspectos antitéticos de uma mesma estrutura; mas essas antíteses dialéticas podem transformar-se uma na outra, porque geralmente existe, apesar de não necessariamente, uma condição de bloqueio no nível oral ou abdominal (anal) ou pélvico (fálico uretral).

Isso significa que a presença do masoquismo não implica necessariamente na do sadismo, como acontece na caracterialidade deliciosamente só neurótica do histérico, da qual falaremos mais adiante.

Característica do masoquismo é a impossibilidade de "gostar de si mesmo" e, interpretando a mensagem "ama teu próximo como a ti mesmo", fica claro que, na sociedade atual, é raro encontrar um indivíduo realmente capaz de amar! E o amor continua sendo para todos nós um sonho romântico!

À parte a neurose (que é única e tão-somente a histérica, ligada a uma condição edípica não superada), o masoquismo é acompanhado de três aspectos do sadismo: o sadismo oral, que nasce da sucção frustrada em virtude de um desmame inadequado — que provoca a necessidade de morder, destrutividade, ligada à oralidade do raivoso crônico, do sujeito ferino e mordaz na sua fala (sadismo fascista); o sadismo anal, devido à frustração do erotismo anal, por causa do "controle" dos esfíncteres através de mensagem "educativa", que manifesta-se com a atitude destrutiva do pisar, bater, esmagar (sadismo nazista); e o sadismo fálico, que é freqüentemente acoplado ao anal, devido ao prazer sexual genital frustrado, em que a atitude destrutiva é perfurar, utilizar os genitais (tanto no homem como na mulher) como arma no confronto do parceiro. Tais aspectos sádicos inconscientemente culpabilizam ainda mais o masoquista e aumentam sua ansiedade inconsciente "diafragmática" de expectativa de uma punição. Geralmente se diz que o sádico destrói o objeto amado, mas isso não é verdade, pois o sádico, masoquisticamente (!), só se interessa pelo próprio prazer, e não se preocupa conscientemente com o sofrimento do outro.

A ansiedade do masoquista se aplaca quando ele pode viver o desprazer, e assim encontra alívio de... respirar (expirar).

O discurso de Freud sobre o masoquismo primário pode ser retomado com a interpretação de Ferri da psicopatologia funcional como implosão do psicótico ligada à hiporgonia da primeira grande boca (nível diafragmático).

Freud falava de instinto de morte ligado ao enrijecimento esclerótico, que com a idade chega a todo indivíduo; Reich refutava, dizendo que isso significaria que, com o avanço da idade, todos deveriam sofrer de angústia, o que não acontece.

A angústia, para nós, nada mais é do que uma ansiedade tão elevada, a ponto de envolver o sistema neurovegetativo com suas manifestações somáticas. Tem-se a percepção de uma constrição em virtude do medo de um perigo, medo de explodir ou de morrer devido a uma obstrução energética, libidinal, expressão específica da sexualidade natural reprimida. Com base no princípio prazer-desprazer, todos os seres vivos tendem ao prazer procurando evitar o desprazer e, paradoxalmente, o suicídio é realizado para não sofrer; portanto é função do princípio do prazer, e isso confirma que não há instinto de morte, mas pulsão de morte.

O princípio do prazer não está em antítese com o da realidade: ocorre que quanto mais a caracterialidade se aproxima da genitalidade, mais se aceita a realidade, com o intuito de transformá-la positivamente.

Freud acreditou que a solução da problemática masoquista estivesse na compulsão à repetição, uma situação insolúvel, dada a natureza biológica do masoquismo, mas compulsão à repetição teria para nós a finalidade de uma vacina, habituar o sujeito ao sofrimento, adaptar-se.

Mas, uma vez mais, é o princípio do prazer que explica a compulsão à repetição: repetição de erros, situações, atitudes, como esperança de que, "desta vez", a ação finalmente poderá ter êxito.

Tudo isto aumenta o medo da explosão, que é bem ilustrada quando o masoquista diz: "Até certo ponto!". Mas qual é o ponto? É o aspecto somatopsicodinâmico do masoquismo ligado ao diafragma que nos dá a explicação: prender a respiração na ansiedade masoquista só pode ser suportado, obviamente, até certo ponto, sendo depois necessário expirar. O tolerar, suportar, "engolir" bloqueiam a respiração até o ponto da explosão da respiração.

Portanto, o "certo ponto" é o ponto-limite individual de bloqueio do percurso diafragmático, e por isso o masoquista sofre uma superprodução de desprazer, não encontrada em nenhuma outra tensão. Por isso ele não tolera tensões psicológicas e não pode suportar situações de espera (um trem, um exame, um encontro etc). Quando está em uma situação intolerável, ele se sente mal porque não consegue respirar!

Traços masoquistas mais ou menos marcantes são encontrados em toda pessoa. Por exemplo, pessoas que têm uma sensação crônica de sofrimento, com tendência a lamentar-se sempre ou choramingar, chegando a ter um tipo de voz lamuriosa, queixosa. Outra tendência é a de autolesão, auto-humilhação, "atormentar" o próximo: é a pessoa que não tem confiança em si mesma, se desvaloriza e se expressa dizendo "Nunca conseguirei, não estou à altura, sou um idiota", para autodenegrir-se.

O seu comportamento é inábil, sem tato, inclusive na relação com os objetos, e tudo isso sempre "involuntariamente" — se machuca "distraidamente", mancha a roupa "distraidamente" etc. porque sua ânsia apressa-o a ponto de ter uma ejaculação precoce ou retardada ou, entre as mulheres, ausência de um clímax.

No *setting* terapêutico, lamenta-se da terapia, que não o ajuda, que os outros fazem progressos e ele não etc., e com isso agride o terapeuta que, obviamente, não deve permitir esse jogo e deve reagir duramente, no interesse do paciente, que "sente" somente as frustrações intensas. Outra provocação no *setting* é o silêncio, como também o é deitar com a barriga para baixo para proteger os genitais da punição (castração) e, assim, receber no máximo uma palmada!

A ânsia de expectativa de punição do masoquista faz com que ele prefira que a frustração venha logo, temendo que seja mais grave depois. Assim ele se libera momentaneamente da ansiedade, expirando fundo com um suspiro, como acontece com o supersticioso (que é um masoquista) quando acontece aquilo que temia.

A provocação agressiva do masoquista esconde sua necessidade de amor, sua desilusão amorosa infantil, só que o seu pedido de amor é expresso de forma inadequada, indireta; seu sofrimento crônico não é senão sua excitação interna que, a um "certo ponto", se transforma em agitação, e acaba em uma disposição para a angústia.

Todos os esforços que o masoquista faz estão destinados a falhar, porque faz sabotagem de si mesmo, inconscientemente e de boa fé, e por isso com a possibilidade de justificar suas lamúrias. Ele procura fazer a terapia falhar porque aparentemente quer "curar-se", mas na realidade deseja continuar a sofrer: estar curado é somente seu desejo racionalizado.

A necessidade, a demanda de amor do masoquista remonta à primeira infância e está ligada à angústia do abandono por ter sido deixado só, e a solidão nesse período da vida equivale à morte, ao medo da morte.

O masoquismo, não só psicológico, mas também físico, confirma o que foi dito até aqui. Querer ser espancado ou outro sofrimento é expressão do erotismo da pele que, deste modo, se aquece, "se inflama": isso determina um calor que é "sentido" como amor. Eis porque o masoquista é um friorento que demora a levantar-se de manhã para poder gozar conscientemente do calor do cobertor. "Bata-me" significa "aqueça-me", "ame-me".

Outro aspecto masoquista é parecer idiota e comportar-se como idiota, em detrimento de si mesmo, compensando isso fantasiando que é um herói, um líder etc! No masoquismo há dissimulação do exibicionismo, que se revela com a eritrofobia, ao contrário, o seu exibicionismo não é inibido. O masoquista bloqueia toda sensação de prazer para transformá-la em desprazer, porque pensa não ser merecedor por causa de seu sentimento de culpa inconsciente.

Na vegetoterapia caractero-analítica se verifica a passagem de sensações desagradáveis a agradáveis na execução dos *actings*, isso é um bom treinamento para aprender a transformar o desprazer em prazer; justamente o percurso contrário ao da dinâmica do masoquismo.

A presença constante de traços masoquistas na caracterialidade humana permite que certas religiões — ao enfatizar o "nascemos para sofrer" — recrutem um elevado número de adeptos!

O masoquismo ''primário'' (de que fala Freud) é um aspecto psiquiátrico (núcleo psicótico) sem caracterialidade e por isso não entra no projeto deste livro. O masoquismo primitivo e os outros aspectos do masoquismo comportam aspectos caracteriais e, portanto, suscetíveis de serem tratados pela vegetoterapia caractero-analítica.

Cobertura caracterial compulsiva (fálico-anal e hístero-anal)

Este traço marcante da caracterialidade é o aspecto típico do indivíduo que chamamos de *borderline*. São indivíduos temperamentais-caracteriais, cuja cobertura caracterial é de intensidade média por cobrir um núcleo psicótico inconscientemente reprimido e controlado, para evitar sua explosão.

Considerando o significado dos bloqueios dos níveis corporais a partir do primeiro nível, podemos dizer que são pessoas com tendência à racionalização e à "interpretação fácil", em geral desconfiadas; no segundo nível, encontramos uma oralidade reprimida, que tende a se expressar em explosões de raiva, ruminação e obsessividade. Aí há sempre um bloqueio nasal importante, que contribui para torná-los introvertidos.

Nesses casos, a presença de pulsões sádicas é constante, confirmando a visão da psicopatologia funcional, que lhes atribui uma situação de primeiro campo simbiótico, malvivida, com conseqüente desorgonia corporal, na qual se distingue uma hiperorgonia relativa dos níveis toráxico e abdominal.

A caracterialidade anal compulsiva foi sempre a mais estudada, porque é o exemplo mais evidente, em psicodinâmica, da manifestação de um indivíduo na sua função de assumir um comportamento que lhe dê, ao mesmo tempo, defesa e segurança. Há, de fato, uma transição entre caracterialidade compulsiva e sintomatologia clínica das manifestações compulsivas, que são os aspectos exagerados dessa caracterialidade.

Entre os aspectos psicológicos que vamos considerar, está presente a "necessidade pedante da ordem", que pode existir "normalmente", mas também pode manifestar-se em "obsessão pela ordem". É o sentido pedante da ordem que faz com que tais indivíduos programem tudo, sendo que uma mudança na programação provoca um incômodo, um aborrecimento enorme. Tudo isso contém uma rigidez que torna esses indivíduos pouco criativos e ligados a esquematismos. Em alguns casos, a alteração de programa provoca angústia. Esse aspecto caracterial pode ser canalizado para certas atividades, tais como relojoeiro, secretária de empresa, funcionário-padrão, perito em computadores, assim como engenheiro, naturalista, cirurgião. A característica desses indivíduos é a ruminar.

A tendência a ruminar impede uma boa concentração na importância das "coisas" primárias, de tal modo que detalhes, isto é, "coisas" secundárias, têm a mesma importância das primárias.

Esse aspecto é um mecanismo de defesa, que encontramos em todas as pessoas "rígidas", conseqüência de um certo tipo de educação do "controle" dos esfíncteres severa, rígida, chegando inclusive à obsessão. Essa mensagem, no âmbito social, se traduz no mito da "ordem", razão pela qual há a pulsão à transgressão, chegando ao famoso "É proibido proibir", de maio de 1968.

Quando isso ocorre no período pseudo-educacional do controle dos esfíncteres, tornando-se impossível dar à criança uma certa dimensão de liberdade e elasticidade, se não há possibilidade de "expressar-se" para... baixo, surge a necessidade — com um refluxo energético para o alto — de compensar através uma trabalheira mental como a ruminação e de uma acuidade mais do pensamento crítico do que do lógico.

Não é por acaso que essas pessoas apresentam uma deficiência no sentimento de humanidade, são incapazes de perdoar, mas são capazes de compaixão, que é algo bem diferente de compreensão! A compaixão mascara a rejeição.

Nesses casos, a formação reativa favorece a escolha de certas atividades como críticas de arte, literatura, anatomopatologia e todas que se prendem mais aos detalhes do que ao conjunto, como pesquisa, psicoterapia etc.

Outro aspecto dessa caracterialidade é a parcimônia que, quando exagerada, se traduz em avareza, isto é, "reter", "conservar" dinheiro, que equivale à necessidade de reter as fezes pelo controle dos esfíncteres. Não é por acaso que o símbolo do dinheiro é comumente ligado às fezes.

A "analidade" de tais pessoas é conseqüência da repressão do erotismo anal e, como forma reativa, podemos encontrar aspectos contrapostos: da desordem à perdularidade, à exaltação do erotismo anal com suas conseqüências óbvias.

A participação do diafragma, com o "seu masoquismo", é evidente nesses casos, pela culpa inconsciente por ter transgredido "a lei". Está presente uma hipogenitalidade.

Fazem parte também do aspecto compulsivo da caracterialidade a tendência a colecionar e a presença do sadismo anal, que se expressa no prazer de bater, pisar, sujar etc.

É constante, no compulsivo, o aspecto psicológico da dúvida e da indecisão: por isso, a problemática de ser ou não ser, que equivale à dúvida infantil de reter ou não as fezes e soltar-se, desafiando a autoridade repressora, fazendo com que tais pessoas prefiram estar em posições sem compromisso. Isso faz com que muitas vezes elas não concluam as coisas que começaram, como, por exemplo, um curso, uma terapia ou uma pesquisa. O medo de concluir é igual ao de "expressar-se", já que concluir é um ponto de chegada, um ponto fixo, uma realização que esgota o seu programa e obriga a criar um novo programa; mas, para essas pessoas, "criar" é muito difícil e provoca angústia, inexistente quando há uma programação. A dúvida e a indecisão dessas pessoas caracterizam sua ambivalência, que é a expressão da sua rigidez pelo bloqueio do quarto nível (pescoço e tórax). A ambivalência deslocada para o tórax reflete não só o eu psicológico do indivíduo, mas também sua identidade biológica, com ambivalências homossexuais conseqüentes.

A identidade não pode ser ambivalente: ou se é homem ou se é mulher. A bissexualidade, como lembra Lowen, é a tentativa de sair da homossexualidade como compensação, mas biologicamente a bissexualidade não existe. Há hermafroditismo, que é uma condição de má-formação congênita, não fisiológica. Sua identidade é geralmente imatura, daí a presença de um ideal do eu.

O nosso eu se localiza no tórax, e um eu maduro é capaz de afirmar-se e afirmar dialeticamente "não", para assumir uma posição clara, decidida, sem dúvida ou desconfiança do meio exterior como manifestação projetiva.

Temos um "eu" intrapsíquico que assegura o contato com nós mesmos e um "eu" interpsíquico para o contato com os outros, para a disponibilidade e a troca com o outro. O aspecto psicológico carente aumenta o *self-control* (pescoço) dessas pessoas, que portanto são sempre obrigadas a assumir uma "postura" contida, em prejuízo da afetividade. Não é por acaso que essas pessoas têm um bloqueio da afetividade e não serão capazes de amar. Elas vivenciam "mornos afetos" ou "frias paixões" (chegam ao ponto de cometer "crimes" premeditados!) e não têm nenhuma naturalidade; por isso seu ódio também é frio. A afetividade que se "sente" no peito é o amor, e sua contrapartida ambivalente é o ódio. A propósito, o mecanismo de defesa racional, crítico e não lógico é o da negação: "O amor não pode existir", "Eu não me deixo enquadrar!". E esta última frase reflete a repressão no período anal, realizada com a ameaça de castração no sentido mais amplo do termo, como bem descreve a psicopatologia funcional.

Toda essa caracterialidade é expressa pela corporeidade de tais indivíduos: uma rigidez militar (e os militares de carreira são exemplos vivos), um rosto duro, um *self-control* que freqüentemente torna-os desajeitados por causa do bloqueio pescoço-pélvis. É uma excessiva e tremenda defesa contra a depressão.

Do ponto de vista energético, essas pessoas têm um núcleo energético "encouraçado" pela muscularidade, que impede a pulsação e a descarga. A descarga é vivida como dispersão, explosão do núcleo psicótico (*borderline*), evento que é, obviamente, consciente e inconscientemente temido. Isso explica a compulsividade à "programação".

Só para lembrar, é importante, na terapia, elaborar as pulsões sádicas para permitir a maturação caracterial do aspecto fálico, que é traço caracterial "descoberto". Nesse avanço para a histeria, antecâmara da genitalidade, o trabalho terapêutico é relativamente menos difícil. A genitalidade é perda de *self-control*, é abandonar-se, é desistir de qualquer esforço para "reter" e "reter-se". No período anal, uma educação repressiva corta energeticamente o corpo ao meio: a criança deve exprimir-se falando "bem", e deve reprimir-se pelo controle dos esfíncteres.

Cobertura ou caracterialidade fálico-narcisista e hístero-clitoridiana

Esta caracterialidade é aquela descrita como fálico-narcisista para os homens e, para as mulheres, como hístero-clitoridiana. São pessoas caractero-temperamentais, cuja "cobertura" é de *forte intensidade*, sendo hiperorgonótico-desorgonóticas, isto é, indivíduos com uma caracterialidade desenvolvida, mas inadequada para controlar manifestações temperamentais. É a psiconeurose caracterial.

Considerando o significado dos bloqueios corporais do primeiro nível, são pessoas com uma auto-percepção consciente, bom gosto estético e nas quais o segundo nível pode encontrar-se, às vezes, hipo ou hiperorgonótico, o que explica uma tendência à depressão, mas sempre muito bem administrada e compensada. A sua caracterialidade se ressentiu da ação do segundo campo energético, o familiar, cujas mensagens educativas foram sempre determinantes.

O bloqueio do terceiro nível (pescoço) é, nessas pessoas, hiperorgonótico, o que explica um narcisismo secundário, com manifestações, não de egoísmo, mas de egotismo; o nível toráxico (quarto nível) é freqüentemente hiporgonótico, daí a presença de um "eu ideal", expressão de uma identidade frágil. Está presente, como regra fixa, uma instância masoquista ligada a uma hiperorgonia diafragmática, que encontra compensação nas pulsões sádicas, expressão da desorgonia do sexto e sétimo níveis (abdômen e pélvis); este último explica sua atividade sexual exagerada, causa de uma condição de pseudogenitalidade. Tal caracterialidade é típica das bases das psiconeuroses e, geralmente, é definida como narcisista seja para o sexo masculino ou feminino. Contudo, seria mais oportuno a definição de fálico e hístero-clitoridiana.

São pessoas, costumeiramente arrogantes, aparentemente seguras de si, rigorosas, às vezes imponentes, atléticas, com um rosto "masculino" ou, ao contrário, rosto imberbe, doce e efeminado.

Ostentam um ar de fria superioridade, reservado, com uma atitude sarcástica, agressiva, ferina, depreciativa.

Nas suas relações objetais, inclusive na relação amorosa, expressam uma atitude sádica, às vezes mascarada, e outras vezes, se não houver necessidade de mecanismo de defesa, amplamente declarada: elas previnem um eventual ataque atacando — "*Si vis pacem para bellum!*"

Há nessas pessoas uma necessidade fundamental de se afirmar, diferentemente do "genital". Sua construtividade, produtividade, é função do reconhecimento, e não de um prazer altruista, e isto é a causa do seu orgulho. Também nas relações afetivas, pelo medo de serem abandonadas, abandonam o parceiro primeiro: tomar a iniciativa e estar sempre do lado da razão, que defendem com obstinação e racionalização.

Essa caracterialidade provoca a tendência a sempre conquistar posições de comando; a condição gregária é muito sofrida; só é tolerada se implica na possibilidade de uma carreira (administrativa, militar etc.). Essas pessoas, quando feridas em sua vaidade, se ressentem muitíssimo, porque é como se tivessem sido feridas na sua dignidade!

Essa atitude infantil é devida a um profundo sentimento de inferioridade, ligado a um eu fraco, frágil, que precisa "sentirse" forte privilegiando o papel social.

O seu apego ao eu é portanto doentio, mas isso não impede que sejam capazes de apegar-se, ligar-se de maneira profunda aos objetos ou às pessoas, de forma possessiva, considerando-as da mesma maneira. Essa caracterialidade pode ser encontrada em certos tipos de atores de cinema, competidores esportivos e pilotos.

Na realização dos seus projetos, são obstinados a ponto de atingir posturas paranóicas.

Sua sexualidade genital é caracterizada, nos homens, por uma capacidade de ereção muito acentuada, mas com ausência de capacidade orgástica. O relacionamento com a mulher é conturbado e elas são tratadas com pouca consideração e com desprezo. Isso, contudo, não impede que sejam desejados e procurados pelas mulheres porque, em geral, têm um belo físico e sugerem "virilidade"!

Os aspectos da sexualidade genital, nas mulheres com esta caracterialidade, são marcados por uma freqüente homossexualidade ativa, em virtude de fácil e exagerada excitabilidade clitoridiana. Essas mulheres são em geral muito belas, fortes e produtivas, muito competente para certos trabalhos, como diretoras administrativas, chefe de pessoal etc. Sua homossexualidade entretanto esconde uma competitividade em relação às outras mulheres.

É nessa categoria caracterial que encontramos a maior parte dos homossexuais ativos masculinos e femininos, como também os paranóicos e os sádicos "manifestos", assim como os afetados por eritroposopia, isto é, aqueles que enrubescem facilmente.

Nos homens assim há uma identificação com o falo; eles se sentem o próprio falo! As mulheres têm fantasia de ter falo e isso leva-as a competir também com os homens.

Um certo tipo de "educação" que incentiva a competitividade reforça esses aspectos caracteriais e explica a gênese da eritroposopia, que pode, às vezes, transformar-se em eritrofobia: essas pessoas não são de fato humildes, mas aparentam sê-lo. Essa falsa situação de humildade é demonstrada pelo fato de que, no momento em que vêem tocada sua susceptibilidade, toda a energia dos níveis baixos vai para o alto, avermelhando o pescoço e o rosto: é a ostentação disfarçada do eu mediante falso pudor!

A ligação entre pescoço e pélvis nessas pessoas é particularmente evidenciada por uma atividade sexual do tipo sádico-agressiva em ambos os sexos. Nos homens, o pênis não é um órgão de contato, de comunicação, de fusão, mas equivale a um instrumento de vingança, como um punhal: tanto o homem como a mulher não fazem amor, fodem! Aí está a diferença entre movimento da pélvis agressiva e da amorosa.

A gênese da caracterialidade fálica (narcisista) ou histérica (clitoridiana) remonta ao terceiro ano de idade, ao momento em que se realiza o protesto viril (isso é válido também para as mulheres) em reação ao exibicionismo fisiológico dos genitais, nas crianças, quando descobrem o prazer ligado a esta zona anatômica.

É um comportamento sedutor, principalmente dirigido ao genitor do sexo oposto, que geralmente é reprimido, provocando, junto com a pulsão amorosa, o aparecimento da hostilidade, equivalendo a uma condição de ambivalência, com desejo de conquista e de vingança ao mesmo tempo. Disso resulta que a sedução adquire o significado de poder, em detrimento da potência. A tendência posterior de conquistar um parceiro após outro ajuda a pessoa a defender-se dos elementos homossexuais reprimidos e inconscientes.

O fato de ter de demonstrar "potência" sexual é uma defesa contra a angústia de castração que, quando aparece na processo terapêutico, significa um sinal de amadurecimento na direção de uma posição francamente histérica, isto é, edípica, aceita...

Nessas pessoas, é comum que a presença de uma mãe severa e sexo-repressora se some à ausência da figura paterna, não só fisicamente, mas também psicologicamente.

No momento em que são eliminados os traços caracteriais fálicos dessas pessoas, sobrevém a real possibilidade de ligar-se a um parceiro. O humor dessas pessoas oscila entre uma euforia hipomaníaca e uma condição de depressão. O avanço na direção da posição histérica faz com que o temor (e daí a hostilidade), para o homem, não seja mais dirigido contra a mulher, mas contra a figura masculina (pai) e vice-versa para a mulher.

Essa caracterialidade é uma defesa contra a regressão "anal", contra a passividade, e acarreta muita dificuldade para obter gratificação com masturbação; há nessas pessoas uma certa distância da masturbação, e isto é sinal de um distúrbio de contato com seu próprio eu intrapsíquico, que é predominantemente frágil. Há, portanto, uma tendência à droga e ao álcool.

Se a condição narcísica é muito forte, há a necessidade de se afirmar como expressão de poder, que pode levar a manifestações de tipo paranóico, com uma visão de mundo às vezes genial e às vezes criminosa. Temos nesses casos a "*moral insanity*" dos autores americanos, a personalidade "psicopática". Exemplos históricos vão de Landru a Napoleão e a Mussolini!

Lembremos que todos os traços caracteriais podem ser mais ou menos marcados pela relação com o ambiente em que a pessoa nasceu, foi educada e vive, e a possibilidade de uma descarga energética em suas atividades atenua os traços caracteriais. Essas pessoas são as mais acessíveis a um êxito terapêutico, porque, paradoxalmente, nunca poderão permitir que sua terapia fracasse!

O exagero dessa caracterialidade leva a comportamentos psiconeuróticos caracterizados pelo fato de que eles "sofrem e fazem sofrer'' por seu sadismo fálico, que gera sentimentos de culpa expiados através de seu masoquismo.

É o estudo dessas pessoas, que estatisticamente representam a maioria dos ''normais'', que tem mantido o sadismo e o masoquismo como antítese, mas é evidente que, se o masoquismo é denominador comum, o sadismo não o é!

Caracterialidade hístero-vaginal e fálico-histérica

Esta caracterialidade é a última etapa do desenvolvimento psicoafetivo no processo terapêutico, antes de ser alcançada a genitalidade, isto é, o caráter maduro.

Por isso, podemos definir essa histeria como a antecâmera da genitalidade, ou seja, a caracterialidade neurótica.

A caracterialidade histérica é determinada pela forma como a pessoa viveu, superou ou compensou seu período edípico. A superação real do período edípico conduz ao caráter genital.

O período edípico é cultural e não biológico, e diz Mac Lean que é biológica a propensão, não a pulsão, ao incesto. Vivido de maneira inadequada ou conturbada na puberdade, o período edípico torna-se complexo de Édipo.

Vale a pena recordar que o incesto é uma relação a dois, enquanto o "édipo" é uma relação a três.

A caracterialidade histérica é, aparentemente, a mais simples de tratar e se evidencia na fase terminal da vegetoterapia caractero-analítica. Por outro lado, de acordo com Glover, a fase terminal de uma terapia, pode ser, às vezes, mais longa que todo o período terapêutico anterior!

Isso porque a couraça caracterial histérica não é "dura", mas móvel, como uma rede de pescador cujos nós a tornam "elástica". Eis porque o histérico, "preso" pela cabeça, "foge" pela cauda, e quando "preso" pela cauda, "foge" pela cabeça!

O histérico é um hipergonótico com uma caracterialidade bastante boa, ainda que freqüentemente infantil. Apresenta geralmente um bloqueio *intermitente* na pélvis, o que explica toda a sexualidade contraditória do seu comportamento.

Essas pessoas têm uma atitude sexual invasiva e uma grande agilidade corporal, mas, na eminência de "concretizar" a sexualidade, elas se retraem ou se mostram apreensivas e passivas: passam de uma pseudoviolência sexual a uma atitude de passividade. As expressões corporais e a deambulação nunca são duras como no compulsivo e nem altivas ou presunçosas como no fálico: os seus movimentos são ondulantes (não elásticos) e geralmente provocantes.

Sua característica é a volubilidade e a variação do humor, que tornam inconstantes suas reações e provocam uma forte sugestionabilidade; são capazes, de fato, de mudar rapidamente suas convicções, chegando inclusive à desvalorização e denegrimento sem motivo de coisas que antes sustentavam! Não é difícil encontrar uma aparente amnésia das lembranças infantis, compensada por uma tendência a fantasiar, que pode chegar a uma criação imaginária fantástica. (É oportuno lembrar que o histérico fantasia mas não fantasmatiza: o fantasmatizar está ligado aos olhos, denuncia um núcleo psicótico causador de alucinações, enquanto no histérico ocorrem apenas ilusões.)

É a fixação no período edípico que provoca a agressividade e a apreensão, mas, se as representações desse período são reprimidas, o investimento libidinal não o é, e não há substituição de tendências pré-genitais: quando estas ocorrem (orais, anais, uretrais) estão ligadas à genitalidade, isto é, representam o genital, e somente em caso de depressão essas zonas cumprem a função pré-genital.

Ferenczy observou que o histérico genitaliza tudo porque tem uma sobrecarga de tensão sexual não elaborada. Toda sua energia está à flor da pele e a energia da sexualidade genital fica a serviço da sua... defesa! Havendo oportunidade, tudo o que é explosão de sexualidade (no sentido reichiano), de vida, o histérico exterioriza, sem titubear. Mas nisso podem se imiscuir a angústia ou a defesa, chegando à fuga, no sentido concreto do termo.

A "sensibilidade" sexual do histérico é a causa de ele ser ostensivamente invasivo, mas o histérico "testa" o terreno para descobrir as fontes de um perigo temido, e vem daí a resistência a tomar consciência de suas reações transferenciais. Contudo, quando as reconhece, não sente mais angústia, e perde a exagerada agilidade sexual!

A tomada de consciência está ligada à percepção do tempo e do espaço e permite que tudo se realize, mas o histérico deseja somente uma coisa: ser o centro das atenções, ser o ator que recebe aplausos. Ele amadurece, finalmente, passando de ator a autor! Esse comportamento egocêntrico é uma manifestação narcísica, com o intuito de seduzir os outros, impressionando-os, não porém para dominá-los; é uma tentativa de potência, não de poder.

A histeria freqüentemente apresenta mecanismos depressivos, se houver um deslocamento da energia para a boca, em conseqüência de uma carência de vida sexual; esta depressividade é uma genitalização da boca, e a depressão histérica é bem diferente do borderline, pois é do tipo reativo.

No histérico, há dificuldade de sublimar, por isso, em geral, ele pouco realiza intelectualmente; além disso, reage descarregando em fáceis e frequentes somatizações. Dessa forma, sua carga energética impede formações psicológicas de tipo reativo pela presença de uma forte tendência orgástica. Se seu "apetite sexual" for satisfatoriamente nutrido, é capaz de valiosas realizações sociais.

O bloqueio na pélvis comporta presença do superego ligado ao julgamento dos outros, o que implica numa tensão diafragmática provocada pelo sentimento de culpa; isso caracteriza o clássico masoquismo do histérico. O histérico tem, no fundo, medo do sexo oposto e não é capaz de abandonar-se, para não se culpabilizar, temendo o julgamento do parceiro.

A caracterialidade determina diferentes modos de fazer amor; o oral faz amor para compensar; o compulsivo faz amor por sadismo; o fálico faz amor para vingar-se; o masoquista faz amor para relaxar; o histérico faz amor para gratificar-se; e o genital faz amor para abandonar-se, para doar-se.

Apêndice

1) Sadismo

O sadismo é uma compulsão reativa contra frustrações sofridas durante a fase oral (sadismo oral) ou durante o período anal (sadismo anal) ou, ainda, na instalação do período edípico (sadismo clitoridiano ou fálico).

As manifestações psicológicas do sadismo são semelhantes nos dois sexos e reforçam os traços masoquistas porque, consciente ou inconscientemente, geram sentimento de culpa; o masoquismo reforçado encontra sua compensação nas manifestações sádicas ulteriores. Nasce assim um círculo vicioso, que comumente se define como sadomasoquismo. Esse aspecto psicológico não é, como se pensa, onipresente, podendo haver situações bem diferenciadas, como em indivíduos com instâncias masoquistas, mas não sádicos.

No sadismo, a frustração da necessidade primária de gratificação provoca, como reação de tipo narcisista primária, a necessidade de satisfazer uma onipotência através do poder sobre o outro, seja física ou psicologicamente.

2) Timidez e pessimismo

A timidez primária está ligada à precária possibilidade de afirmação de um eu fraco — o nível toráxico está envolvido.

A timidez secundária está ligada ao sentimento de culpa induzido por instâncias superegóicas e esconde uma pesada hostilidade — estão envolvidos pescoço, diafragma e pélvis.

O pessimismo é uma manifestação oral-diafragmática, enquanto o otimismo — não a euforia — é um sinal de genitalidade.

3) Cortes corporais

Freqüentemente, em terapia, os pacientes se referem a uma "sensação" de corte em algumas regiões do corpo.

Os níveis corporais são contíguos e contínuos, e essas "sensações" se expressam como ilustram os seguintes esquemas:

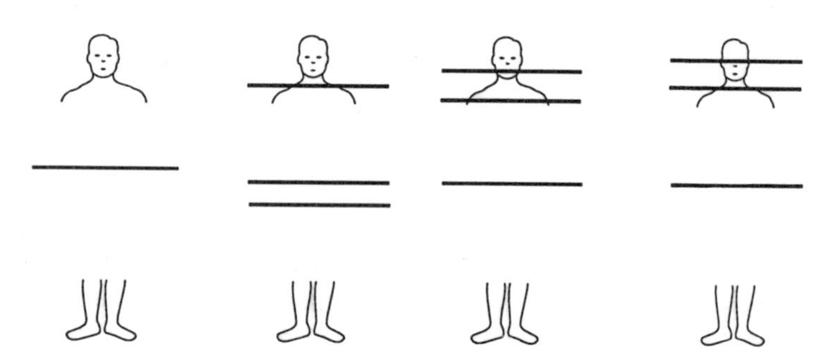

CORTE HISTÉRICO / CORTE FÁLICO / CORTE BORDERLINE / CORTE PSICÓTICO

As regiões dos cortes podem expressar a patologia corporal mais freqüente:

1) histérico: somatizações.
2) fálico: doenças somatopsicológicas.
3) *borderline*: biopatias secundárias.
4) núcleo psicótico: biopatias primárias.

Bibliografia

BERNARD, M. *L'expressivitè du corps*. Paris, Delarge.
DOLTO, F. *L'image inconsciente du corps*. Paris, Seuil.
GLOVER, R. *La Tecnica della Psicoanalise*. Roma, Astrolabio.
HINSIE CAMPBELLO. *Dizionario di Psichiatria*. Roma, Astrolabio.
LAING, R. *I Fatti della Vita*. Milano, Einaudi.
LOWEN, A. *Amor e orgasmo*. Feltrinelli, Milão.
MAC LEAN, P. *Evoluzione del Cervello e Comportamento*. Milão. Eunaudi.
MARCOT, H. *La Telesthèsie*. Paris, Presse de La Renaisssance.
NAVARRO, F. Revista *Energia, Carattere e Società*. Milão. Riza.
REICH, W. *Analisi del Carattere*. Milão. Sugargo.
SOUCHARD, P. *Le Diaphragme*. Bordeaux, La Possué.